Murat Dalkılınç

Ofis Çalışanları İçin Ergonomi

Murat Dalkılınç

Ofis Çalışanları İçin Ergonomi

Ofis çalışanları için online ergonomi eğitimi tasarlama, içerik oluşturma ve etkinliğin test edilmesi

Türkiye Alim Kitapları

Impressum / Yayınevi adı
Bibliografische Information der Deutschen Nationalbibliothek: Die Deutsche Nationalbibliothek verzeichnet diese Publikation in der Deutschen Nationalbibliografie; detaillierte bibliografische Daten sind im Internet über http://dnb.d-nb.de abrufbar.

Deutsche Nationalbibliothek tarafından yayınlanan bibliyografik bilgiler: Deutsche Nationalbibliothek, bu yayını Deutsche Nationalbibliografie'de listeler; detaylı bibliyografik bilgi İnternet'te http://dnb.d-nb.de sitesinde mevcuttur.

Coverbild / Kitap kapağı resmi: www.ingimage.com

Verlag / Yayıncı:
Türkiye Alim Kitapları
ist ein Imprint der / yayınevinin bir ticari markasıdır
OmniScriptum GmbH & Co. KG
Heinrich-Böcking-Str. 6-8, 66121 Saarbrücken, Deutschland / Almanya
Email / E-posta: info@turkiye-alim-kitaplary.com

Herstellung: siehe letzte Seite /
Basım yeri: son sayfaya bakın
ISBN: 978-3-639-67053-0

Zugl. / Approved by: Ankara,Hacettepe Üniversitesi,2011

TEŞEKKÜR

Bu çalışmanın gerçekleşmesindeki katkılarından dolayı aşağıda adı geçen kişi ve kuruluşlara teşekkür ederim.

Sayın Prof.Dr. Hülya Kayıhan, kas iskelet sistemi hastalıkları ve ergonomi konusunun farkına varmamı sağlamış danışmanım olarak çalışmaya yol gösterici katkılarda bulunmuştur.

Sayın Prof.Dr. Yavuz Yakut çalışma ile ilgili kurulan hipotezlerin istatistiksel olarak nasıl yorumlanacağı konusunda önemli katkılar sağlamıştır.

Pleksus Yazılım ve Bilişim Ltd. çalışanlarından Sayın Ahmet Orhan, Sayın Ümit Gören, Sayın Taner Günal ve Sayın Ali Fuat Sütlü çalışmanın teknik detaylarını şekillendirmişlerdir.

Bu eserin yazımında oluşumunda teknik, akademik ve teorik boyutlarda katkısı olan saygıdeğer kişiler dışında tüm bu çalışmalarım boyunca desteğini hiç esirgemeyen Sevgili Eşim Elif Dalkılınç ve oğlum Kerem'e de teşekkür ederim.

İÇİNDEKİLER

1. GİRİŞ

Bilgisayar kullanım oranlarında görülen hızlı artış, özellikle son on yılda dikkatleri, bilgisayar kullananların yaşadıkları kas iskelet sistemi sorunlarına yöneltmiştir (1, 2). Literatürde, kas iskelet sistem hastalıkları ve ilişkili semptomların etiyolojisi konusunda karmaşık ve çelişkili veriler bulunmaktadır (3, 4). Çalışmalarda tekrarlı veya statik hareketler içeren çalışmaların boyun, omuz, üst ekstremiteler ve gövdemizde yer alan dokularda aşırı yüklenmeye sebep olduğu ifade edilmektedir (5).

Yapılan epidemiyolojik ve ergonomik çalışmalarda ofis ortamına ilişkin öne çıkan risk faktörleri olarak; fiziksel (klavye ile veri girişi, hız, dinlenme süreleri), kişisel (Cinsiyet ve antropometri), organizasyonel (iş stresi, karar verme yetkinliği), psikososyal (Gözetim ve iş arkadaşlığı) faktörler gösterilmiştir.(6). Özellikle, ofis ortamında, uygun olmayan pozisyon ve duruşlarda uzun süre bilgisayar kullanmak ve işle ilgili organizasyonel düzenlemeler kas iskelet sistemi rahatsızlıklarına yol açan önemli faktörlerdir (7). Ek faktörlere bakıldığında ise; uygun olmayan iş yeri düzeni, uygun olmayan aydınlatma koşulları ve yetersiz dinlenme süreleri göze çarpmaktadır (8).

Dünyadaki gelişmeler eskeninde, ülkemizde de bu konuya olan ilgi giderek artmaktadır. Bu konudaki ilk çalışmalar Milli Prodüktivite Merkezinin teşviki ile yapılmış, 1995 yılında Kayıhan ve arkadaşları "Büro Çalışanlarında Çalışma Şartlarına Bağlı Ergonomik Risk Faktörlerinin Değerlendirilmesi" adlı çalışmalarında daktilo kullanım süresi ve postür bozukluklarının dile getirilen şikâyetlere ilişkili olduğunu ifade etmişlerdir (9).

Benzer şekilde, Çalışma ve Sosyal Bakanlığı, İş Sağlığı ve Güvenliği Genel Müdürlüğünün yayını olan İş Sağlığı ve Güvenliği dergisinde Mesleki Kas İskelet Sistemi Hastalıkları Özel Sayısı yayınlanmış ve ofis çalışanlarının kas iskelet sistem hastalıkları gelişimi açısından risk altında olduğu ifade edilmiştir (10). Buna paralel olarak, yoğun bilgisayar kullananlarda üst ekstremite kas-iskelet sistemi hastalıklarının görülme sıklığı arttığını gösteren çalışmasında Aydeniz A. 2008, çalışma süresinin artması ile karpal tünel sendromu gelişme riski arasında ilişki bulunduğunu ifade etmiş, bu konuda geniş olgu sayılı ve risk etmenlerini kapsayan çalışmalara gereksinim olduğunu ifade etmiştir (11).

Bunun yanında, bilgisayar kullananları etkileyen kas iskelet sistem yaralanmaları yalnızca bir sağlık sorunu olmaktan çıkıp ülkeler için ciddi bir ekonomik bir tehdit halini almıştır. Avrupa Mesleki Sağlık ve Güvenlik Ofisinin 2010 yılında yayınladığı 184 sayfalık raporda AB üyesi ülkelerde yapılan çalışmalara yer verilmiş bu konuda yapılması gereken yasal düzenlemelere ve bilgisayar kullanacak kişilerin eğitilmesinin önemine değinilmiştir (2).

Ülkemizde, özellikle bilgisayar kullananları ilgilendiren yasal düzenlemeler bulunmaktadır. Resmi gazetede 25325 sayı ile 23.12.2010 tarihinde yayınlanan, Ekranlı Araçlarla Çalışmalarda Sağlık ve Güvenlik Önlemleri Hakkında Yönetmelikte "İşverenlerin ekranlı araçlarla çalışanlara, işe başlamadan önce ve çalışma koşullarında önemli bir değişiklik olduğunda gerekli eğitimi verecekleri ve bu eğitimleri periyodik olarak tekrarlayacakları, verilecek eğitimlerin, zorlayıcı travmalar ve korunma yolları, doğru oturuş, kas ve iskelet sisteminin dinlendirilmesi ve ara dinlenmeler konularını içermesi" gerektiği belirtilmektedir (12).

İlgili yasal düzenlemeler ofis çalışanlarında kas iskelet sistemi yaralanmaları konularına ilgili arttırmaktadır. Ülkemizde bilgisayar kullanıcılarında kas iskelet sistemi ile ilgili risk faktörlerinin belirlenmesi ve önlenmesi konularında araştırmalar bulunmakta ancak bu çalışmalar sınırlı sayıda ofis çalışanını kapsamaktadır. Toplumun daha büyük bir bölümüne ergonomi temelli koruyucu ergoterapi ve fizyoterapi eğitimini ulaştırabilmek için uzaktan eğitim programlarının yaygınlaştırılmasına gereksinim vardır.

Bu nedenle çalışmamız, ülkemiz için ihtiyaç olduğu düşünülen iki konuyu araştırmak üzere tasarlanmıştır.

1.Bilgisayar başında çalışan kişilerin sağlık sorunları ile ilgili risk faktörlerini tespit etmek,

2.E-öğrenme yolu ile sunulacak interaktif ofis ergonomi eğitiminin tespit edilen sorunlar üzerine olan etkisini değerlendirmek.

Tezin ana temasını oluşturan e-öğrenme eğitimi ve bu eğitimin risk faktörleri üzerine olan etkisinin incelenmesi şu alt başlıkları içermektedir.

• Ofis çalışanlarında e-öğrenme ve interaktif yöntemlerle sunulan ergonomi eğitimini oluşturmak, geniş kitlelerin katılım göstereceği bir sistemle sunmak ve sistemin çalışabilirliğini test etmek.

• Sunulacak eğitim sonunda katılım gösteren bireylerin

- vücutlarını doğru kullanma
- ergonomik açıdan yanlış çalışma alışkanlıklarını farkedebilme
- bu yanlışlıklara yönelik çözüm önerileri geliştirebilme

düzeyinde bilgi sahibi olmalarını sağlamak

• Bu eğitim sisteminin sunumu sonucunda kas iskelet sistemi yaralanmalarının oluşumunda rol oynayan risk faktörlerinin üzerindeki etkisini görmek

• Eğitimin etkilerinin cinsiyet, yaş ve bilgisayar kullanım süresi gibi parametrelerle değişkenlik gösterip göstermediğini görmek

Hipotezlerimiz;

1.E-öğrenme ve interaktif yöntemlerle sunulan ergonomi eğitimi, çalışanların ergonomi konusundaki farkındalığını artırmak yoluyla kas iskelet probemlerine yol açabilecek riskli durumların tespitini kolaylaştırır.

2-E-öğrenme, çalışanların bilgi düzeyini ve bazı davranışlarını kısa ve uzun vadede olumlu yönde değiştirir.

2. GENEL BİLGİLER

2.1. Ofis Çalışmalarında Bilgisayar Kullanımı Ve Kullanım Oranları

İş yerlerinde, özellikle ofis çalışmalarında bilgisayar kullanımı gün geçtikçe artmaktadır. T.C. Başbakanlık Türkiye İstatistik Kurumu tarafından yapılan çalışmada iş yerlerinde bilgi teknolojileri kullanım istatistiklerine yer verilmiş, bu istatistiklere göre iş yerlerinde bilgisayar kullanım oranı %92,3 e ulaşmıştır (13).

Bu çerçevede ülkemizde iş yerinde bilgisayar kullanım oranı belirlenmiş olsa da bu oranın kaç kişiyi temsil ettiğine dair net veriler bulunmamaktadır ancak Amerikan Çalışma Bakanlığı İstatistik Bürosunun verilerine göre Amerika'da 2001 yılında 73 milyon olan kullanıcı sayısı 2003 yılında 77 milyon kişiye ulaşmıştır. Bu veriler tüm sektörler içinde %55,5'lik bir oranda bilgisayar kullanıldığını göstermektedir (14).

Van den Heuvel ve arkadaşlarının yaptığı çalışmada AB üyesi ülkelerde her beş çalışandan birinin çalışma saatlerinin büyük bölümünde ya da tamamında bilgisayar kullanmakta olduğu belirtilmiştir (15).

Ülke nüfusu ve gelişmişlik endekslerine bakıldığında ülkemiz için bu sayının 15-20 milyon kişi arasında olduğu tahmin edilmektedir. Özellikle internet ve ilişkili teknolojilerin yaygınlaşması, kamu ve özele ait bazı hizmetlerin internet üzerinden sunumu kullanım oranlarını dramatik şekilde arttırmıştır. Bugün internet üzerinden alışveriş, seyahat planlaması, bankacılık hizmetleri, vergi ve trafik ile ilgili kamu işlemleri gibi pek çok işlem rahatlıkla yapılabilmektedir (16).

2.2. Bilgisayar Kullanımı İle İlişkili Kas İskelet Sistemi Hastalıkları

Dünya Sağlık Örgütü ve ABD Çalışma Bakanlığı, yoğun bilgisayar kullanımının mesleki kas iskelet sistemi hastalıklarına neden olduğunu ve bu hastalıkların görülme sıklığının ve maliyetinin ciddi oranda arttığını bildirmektedir (17).

Ofis ortamında kas iskelet sistemi hastalıkları ciddi bir sorun olarak görülmektedir. Bu bozuklukların etiyolojisi çok net olarak anlaşılabilmiş değildir fakat araştırmalar postür ve diğer faktörlerin kombinasyonunun önemli bir risk faktörü oluşturduğunu ve bu nedenle farklı anatomik yerleşimlerde değişik sağlık sorunlarının görüldüğünü ifade etmektedir (18).

Bilgisayar kullanımı ile ilgili sağlık sorunları özellikle omurganın bel ve boyun bölgesi ile omuzları, dirsekleri, el bilekleri ve elleri etkilemektedir. Çalışanlarda bu tip sorunlar dışında yorgunluk, baş ağrısı, göz yorgunluğu/kuruluğu ve halsizlik gibi yakınmalarda görülmektedir (19).

Bilgisayar kullanımının bu denli yaygınlaşması bilgisayar kullanımı ile ilişkili kas iskelet sistemi hastalıklarını da gündeme getirmiştir. Mesleki kas iskelet sistemi hastalıkları kapsamında omurga ve üst ekstremiteyi ilgilendiren pek çok sağlık probleminin bilgisayar kullanımı ile ilişkisi olduğu bulunmuştur. Uzun süren bilgisayar kullanımı ve kötü postürle ilişkili kas iskelet sistemi sorunları 1990'lı yıllarda pek çok batılı ülkede kapsamlı şekilde araştırılmış ve bu çalışmalar daha sonra bilgi teknolojileri ile sonradan tanışan ülkelere yayılmıştır (20).

Ofis çalışanlarının maruz kaldığı mesleki kas iskelet sistemi hastalıkları gün geçtikçe daha fazla dikkat çekmektedir. Amerika'da 1999 yılı rakamlarına göre 45.000.000'dan fazla bilgisayar kullanıcısı mevcuttur ve kas iskelet sistemi sorunlarının görülme sıklığının artışı ciddi endişe kaynağıdır (21).

Marcus ve arkadaşlarının 2002 yılında yaptıkları çalışmada, bilgisayar kullanımı gerektiren bir işe başlanan ilk yılda, bilgisayar kullananların %50'sinden fazlasında kas iskelet sistemi ile ilgili şikayetlerinin rapor edildiğini tespit etmişlerdir (22).

Avustralya'da 3620 kişi üzerinde yapılan bir araştırmada, çalışanların %29'unun bel, boyun, omurga sorunları yaşadıkları, %14ünün baş ağrısı ve migren şikâyetlerinin olduğu tespit edilmiştir (4).

Kuveyt'te 750 banka çalışanı ile yapılan anket çalışmasında, çalışmadan bir önceki yıl içinde çalışanların %80'den fazlasının kas iskelet sistem sorunları yaşadığı, çalışma öncesindeki haftada ise çalışanların %57'sinin kas iskelet sistem sorunlarından şikayet ettiği saptanmıştır (23).

Bilgisayar ekranı, klavye ve fare kullanımındaki artış ile boyun ve üst ekstremitede görülen kas iskelet sistem yaralanmalarının görülme sıklığı arasında ilişki Cook ve arkadaşlarının yaptığı çalışmada da gösterilmiştir (24). Aynı şekilde, hatalı tasarlanmış iş yeri, gün boyu bilgisayar kullanımı ve özellikle veri girişi gibi tekrarlı aktivitelerin kas iskelet sistem yaralanmalarının gelişimi ile ilişkili olduğu gösterilmiştir (25).

Sanayileşmiş toplumlarda, iş yerinden geçici izin alma ve bu yolla verim kaybına en fazla neden olan sorunların başında kas iskelet sistem sorunları gelmektedir (26,27).

Ülkemizde de benzer pek çok çalışma yapılmış benzer sonuçlara ulaşılmıştır. Bir çalışmada ise benzer şekilde, % 77.1 boyun ağrısı, % 69.9 sırt ağrısı, % 67.5 omuz ağrısı tespit edilmiştir (28).

Konuyla ilgili pek çok çalışmada bilgisayar kullanıcılarının en sık kas veiskelet sistemine ait sorunlardan yakındığı ve bu şikayetlerin sırt, boyun ve omuz ağrısı şeklinde kendini gösterdiği tespit edilmiştir. Bu yakınmaların başlıca nedeninin ergonomik problemler olduğu belirtilmektedir (29).

Bilgisayar kullanımı ile ilişki sağlık sorunları AB direktiflerinde de kendine yer bulmuş ve bu direktiflerde işverenlerin çalışma alanlarının analizini yaptırmaları gerektiği, çalışma saatleri ile ilgili düzenlemeler ve doğru ekipmanların seçimine atıf yapılmıştır(30).

Bilgisayar kullanıcılarında görülen sağlık sorunlarının, bilgisayarı kullanım süresi ile ilgili olduğu kadar, bilgisayar kullanımında ergonomi ile de ilişkili olduğu bildirilmektedir (31).

Çalışanların bilgisayar kullanım oranları arttıkça, çalışma şekilleri değişmekte, değişen koşullar farklı riskleri ve sorunları gündeme getirmektedir. Bu sorunların insan sağlığı kadar ülke ekonomileri üzerinde de olumsuz etkileri olduğu görülmektedir (32).

Ülkemizde de son yıllarda bu alanda farklı çalışmalar gündeme gelmiş ve çalışmaların büyük bölümü sorunun tespitine odaklanmıştır (33).

2.3. Bilgisayar Kullanımı İle İlişkili Olarak En Sık Görülen Kas İskelet Sistem Hastalıkları Ve Oluşum Mekanizmaları İle İlgili Teoriler

Bilgisayar kullanımı ile ilişkilendirilen pek çok kas iskelet sistem yaralanması bulunmaktadır. Bunların sınıflandırılması ya da tanımlanması için üzerinde fikir birliği bulunmamakla beraber genel yaklaşım lokasyona göre sınıflamadır.

Bu görüşe göre sorunlar:

- Üst Ekstremite ve boyun bölgesi ile ilişkili sorunlar;

Karpal tünel sendromu, kübital tünel sendromu, tendinit ve tenosinovitler, dequervain sendromu, torasik outlet sendromu, mekanik boyun ağrısı, epikondilit, üst ekstremite sinir sıkışmaları,

- Lumbal bölge ile ilgili sorunlar;

Mekanik bel ağrısı yada nonspesifik bel ağrısı olarak tanımlanmaktadır.

Kas İskelet Sistemi hastalıklarının oluşum mekanizmaları ile ilgili kaynaklar incelendiğinde pek çok farklı teori ile karşılaşılmaktadır. Literatürde sıklıka karşılaşılan modeller

1. Aşırı Kullanım/Overuse Modeli,
2. Kas Yorgunluğu Modeli ve
3. LOAD modeli'dir

2.3.1. Aşırı Kullanım/Overuse Modeli:

Aşırı kullanım modeline göre (Şekil 1), mesleki kas iskelet sistemi yaralanmalarından şikayet eden hastaların %75'inin aşırı kullanım modeline dahil olduğu ifade edilmektedir.

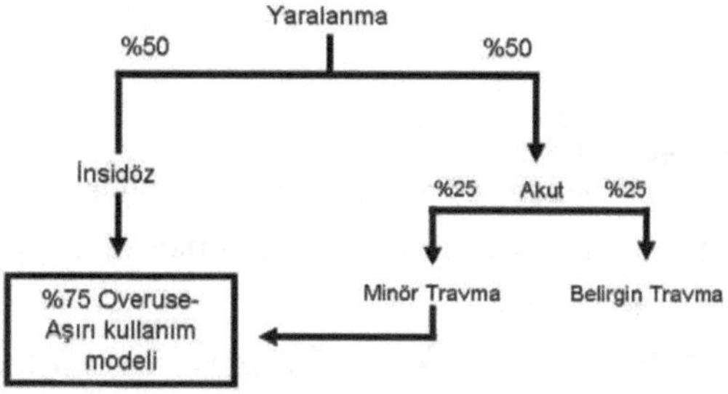

Şekil 1 : Aşırı kullanım modeli (34)

Bu modelden yola çıkarak pek çok terim ve tanımlayıcı ifade geliştirilmiştir, bunlar:

- Tekrarlanan Zorlanma Yaralanması /Repetitive Strain Injury
- Mesleki Aşırı Zorlanma /Occupational Overuse Strain
- Kümülatif Travma Bozuklukları/Cumulative Trauma Disorders

Bu modele göre kas iskelet sistemini oluşturan dokuların yoğun kullanımı doku düzeyinde gün içinde tamiri mümkün olmayan bir hasara yol açmaktadır.

Kas iskelet sistemi hastalıkları ile risk faktörleri arasındaki etkileşim bilimsel verilere dayalı olarak analiz edildiğinde elde edilen sonuçlar Tablo.1'de gösterilmiştir (34).

Tablo.1. Kas iskelet sistem yaralanmaları ve ilişkili risk faktörler

Vücut Bölümü Risk Faktörü	Lehine Güçlü Kanıt	Lehine Kanıt	Yetersiz Kanıt	Aleyhine Kanıt
Boyun ve omuz				
Tekrar		✓		
Kuvvet		✓		
Postür	✓			
Vibrasyon			✓	
Omuz				
Tekrar		✓		
Kuvvet			✓	
Postür		✓		
Vibrasyon			✓	
Dirsek				
Tekrar			✓	
Kuvvet		✓		
Postür			✓	
Kombinasyon	✓			
El/bilek				
Karpal Tünel Sendromu				
Tekrar		✓		
Kuvvet		✓		
Postür			✓	
Vibrasyon		✓		
Kombinasyon	✓			
Tendinitler				
Tekrar		✓		
Kuvvet		✓		
Postür		✓		
Kombinasyon	✓			
El-vibrasyon sendromu				
Vibrasyon	✓			
Bel				
Kaldırma/kuvvetli hareket	✓			
Hatalı postür		✓		
Ağır fiziksel iş		✓		
Tüm vücut vibrasyonu	✓			
Statik çalışma postürü			✓	

2.3.2. Kas Yorgunluğu Modeli:

Kas yorgunluğu modelinde aşırı kullanım modelinde olduğu gibi sadece fiziksel etkenler değil psikososyal ve kişisel etkenler de yaralanma sürecine dâhil edilmektedir.

Bu model (Şekil 2) kas dokusuna binen yüklerin en aza indirilmesi yolu ile kasa olan yüklenmenin, yorgunluğun ve bunlarla ilişkili yaralanmaların önlenebileceğini öne sürmektedir (34).

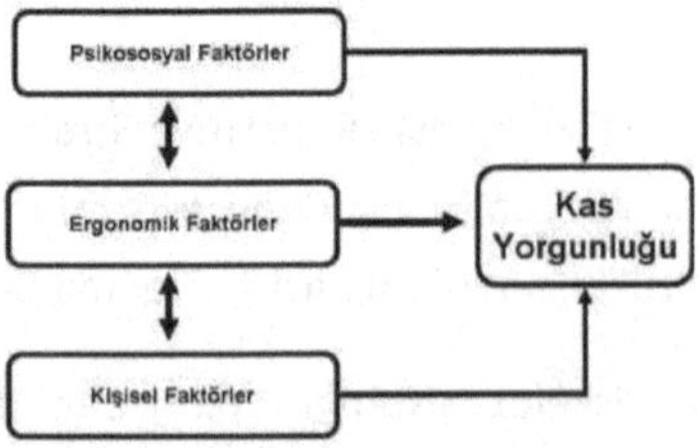

Şekil 2: Kas yorgunluğu modeli (34)

2.3.3. LOAD Modeli:

Bu modelde, LOAD kelimesinin açılımı Life Overload Adjustment Disorder olarak verilmiştir. Bu tanımın içeriğine bakıldığında vücudumuzu dolayısı ile dokularımızı etkileyen risk faktörlerinin sadece mesleki aktivitelere değil tüm günlük yaşamda süreğen olarak devam ettiği ve bunların birbirinden ayrı düşünülemeyeceği ifade edilir.

Buna göre LOAD Tanımı "Hayatın Aşırı Yüklerine İntibak/Uyum Bozukluğu" olarak dilimize uyarlanabilir bir modeldir ve içerdiği parametreler aşağıdaki şekilde gösterilmektedir.

LOAD modeli (Şekil3), potansiyel olarak kas yorgunluğundan kronik ağrıya kadar ilerleyebilecek kas iskelet sistem bozuklukların açıklamada etkin bir model olarak karşımıza çıkmaktadır. (34)

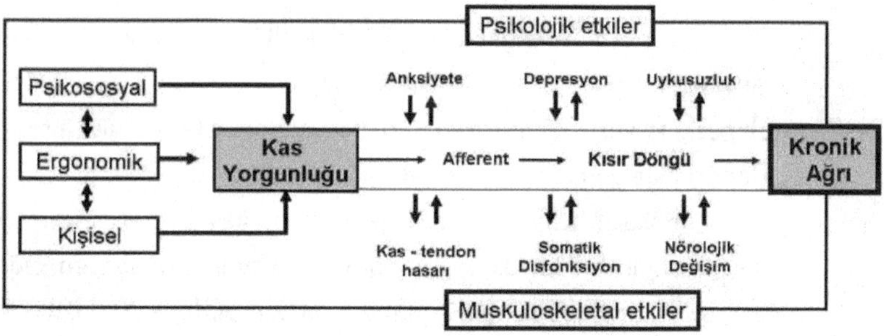

Şekil 3: LOAD Modeli (34)

2.4. Bilgisayar Kullanımı İle İlişkili Kas İskelet Sistemi Hastalıklarının Ekonomik Boyutu

Bilgisayar kullanımının neden olduğu sağlık sorunları gün geçtikçe tüm dünyada daha fazla dikkat çekmektedir. Çünkü çalışanlar iş günü kayıpları yaşamakta, tedavi masrafları oluşmakta ve tazminat ödemeleri gündeme gelmektedir. Maliyet analizleri ve konunun ekonomik boyutlarını gösteren çalışmaların sayısında özellikle son yıllarda belirgin bir artış görülmektedir. Amerikan Ulusal Mesleki Güvenlik ve Sağlık Enstitüsünün 1997 yılında yayınlamış olduğu raporda, mesleki kas iskelet sistemi hastalıklarının Amerikada işle ilgili sağlık sorunları içinde majör bir komponent olduğu belirtilmiştir.

Aynı kaynakta, Kaliforniya Tazminat Ödemeleri Bürosunun verilerine göre, üst ekstremite kas iskelet sistemi yaralanmalarından muzdarip olan çalışanların sağlık masraflarının kişi başı ortalama 21.453 $ olduğu ifade edilmektedir. (35). Ingiltere'de kas iskelet sistem hastalıklarının mesleki olarak görülen en yaygın sağlık sorunu olduğu ifade edilmiştir (36).

2004-2005 yılları arasında yapılan anket çalışmalarında İngiltere'de, 11,6 milyon iş günü kaybı kaydedilmiş bu rakamların kişi başına ortalama 20,5 gün/yıl oranında bir iş günü kaybına işaret ettiği ifade edilmiştir.

Raporun detaylarında:

- Bel ağrısına neden olan sağlık sorunlarının görülme oranı %45
- Üst ekstremite ve boyunla ilişkili sağlık sorunlarının görülme oranı %37,
- Alt ekstremite ile ilişkili sağlık sorunlarının görülme oranı %18

olarak ifade edilmiştir (37).

İş yerlerinde ekonomik etkiler denildiğinde şikayet ve risk yönetim maliyetleri, verimlilik kaybı, iş günü kayıpları ve kayıp iş gücünün kompanse edilmesi, iş yeri modifikasyonları ile yaralanmalarla ilgili insan kaynakları giderleri akla gelmektedir (3, 38).

Kümülatif travma nedeniyle oluşan, kas iskelet sistem hastalıkları çalışanlar için en büyük sağlık sorunu olmanın yanında en ciddi finansal yükü oluşturmaktadır. 1989 yılında sadece Amerika'da üst ekstremiteyi etkileyen kas iskelet sistem hastalıkları nedeniyle oluşan maliyet 563 milyon doları bulmuştur (39).

2.5. Bilgisayar Kullanımı ile ilişkili Kas İskelet Sistemi Hastalıklarını Önleme Stratejileri

Bilgisayar kullanan kişilerde görülen sağlık sorunlarını önlemek ve oluşan finansal yükü azaltabilmek için pek çok girişimde bulunulmuştur. Bu girişimler şunlardır:

- İş yeri modifikasyonu,
- Çalışanlar İçin Doğru Ekipman ve donanım sağlanması
- Yönetim ve Organizasyon sistemi değişiklikleri,
- Bireysel ve kurumsal eğitim

Lewis ve arkadaşlarının yapmış olduğu çalışmada, pek çok şirketin, bilgisayar başında çalışan personel için ergonomik eğitim programları düzenleyerek kas iskelet sistem sorunlarını en aza indirmeye çalıştıkları ifade edilmektedir. Bu eğitim programlarının etkinliğini araştıran çalışmaların sayısında belirgin bir artış görülmekteyse de halen bu eğitimlerin etkinliği yönünde az sayıda kanıt mevcuttur (40).

Ergonomik girişimlerden olan, işyeri modifikasyonu ergonomi analizi sonrasında sorunların tespiti ile başlayan bir süreçtir. Analizlere çalışma yerinin kişinin antropometrik ölçüleri, fonksiyonel kapasitesi ve yetenekleri ile olan ilişkisine dayalı analizler yapılabilmektedir (41).

Kas iskelet sistemi ve görme ile ilgili şikâyetlerinin görülme sıklığını azaltmak için öne çıkan yöntemlerden bir diğeriiş yeri modifikasyonu ile birlikte ergonomi eğitimi verilmesidir. Ofis Ergonomisi Eğitimleri çalışanın doğru duruş, vücut mekanikleri ve iş yerinde nasıl değişiklik yapacağı konusunda yardımcı olmaktadır (40, 42, 43).

Yapılacak değişikliklerle ilgili pek çok öneri ve yaklaşım söz konusudur, bunlardan öne çıkanlar şunlardır:

- Çalışma ortamında masa, monitör, klavye gibi birimlerin yerleştirilmesinde pencereden gelen gün ışığının parlamaya sebep vermemesi için bunların pencerelere paralel bir şekilde yerleştirilmesi planlanmalıdır.
- Masa büyüklüğü, işin özelliğine ve kullanılan ekipmanlara göre değişebilmektedir. Masanın yeterli kullanılabilir alanı olmalıdır.
- Eğer büroda bilgisayar kullanılıyorsa, masanın bilgisayar ve ünitelerinin haricinde telefon, faks, kalemlik gibi büro malzemelerinin de kullanılabilmesine olanak verecek büyüklükte olması gerekir (9).

Bilgisayar başında çalışanların yaşadıkları sağlık sorunlarını önlemek amacıyla yapılan çalışmaların bazılarında yöntemler arasında karşılaştırmalar yapılmış sadece ayarlanabilir ofis mobilyaları sağlamanın yaralanmaları önlemede tek başına yeterli olmadığı ancak ergonomi eğitimi ile birlikte sunumu halinde yaralanma oranlarında belirgin düşüş olduğu saptanmıştır (44).

Ergonomi eğitimi ve ayarlanabilir sandalye müdahalesinin etki mekanizması Ergonomi Eğitimi Akış şemasında (Şekil 4), teorik olarak izah edilmiştir. Bu şemaya göre ergonomik eğitimin kişilerde bilgi düzeyinde artış ve bu yolla davranış değişikliği yaratması beklenmektedir.

Kazanılan davranış değişikliğinin, iş çevresinde uygulanabilir olması önemlidir. Kişi ergonomi eğitimi ile öğrendiği düzenlemeleri, duruş değişikliklerini hayata geçirebiliyorsa sağlık ve memnuniyet parametlerinde artış ve verimli çalışmaya geçiş gerçekleşmektedir.

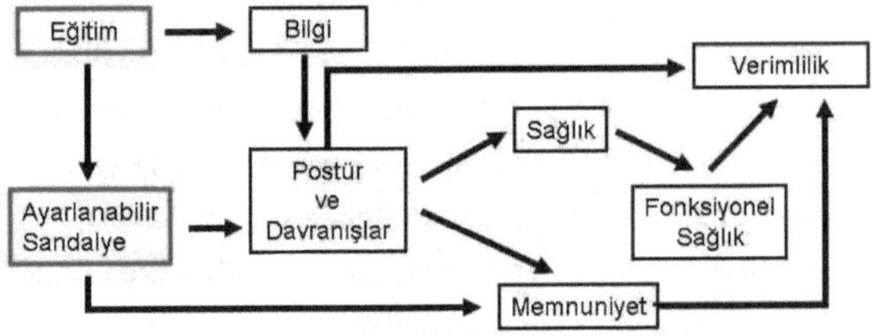

Şekil 4: Ergonomi Eğitimi Akış Şeması (45)

Yapılan bilimsel çalışmalar sonucunda Kanada, Amerika ve Avustralya gibi ülkelerde işyeri sağlık ve güvenlik alanlarında yasal direktifler oluşturulmuştur. Pek çok organizasyonda bu direktifler doğrultusunda ergonomik yaklaşımları uygulamaya koymak üzere yönetim birimleri oluşturulmuş iş yerleri için ergonomik tasarımın ve eğitimin önemi anlaşılmıştır. Şirketler artık ergonomik prensipleri uygulamanın yararlı etkilerini kavramaya başlamış, iş yerlerinde ergonomi konusunda danışman bir kişinin istihdamı konusuna eskiden olduğu gibi gereksiz bir harcama olarak bakmaktan vazgeçmiş durumdadırlar (46).

Katılımcı/İnteraktif ergonomik girişimlerin sağlıkla ilgili veriler üzerindeki etkinliği Meslek ve Sağlık Enstitüsü tarafından araştırılmıştır (47). Araştırma yöntemlerinin birbirinden farklılıklar göstermesine rağmen literatürü gözden geçiren eğitimin kısmen de olsa olumlu etkileri olduğunu, kas iskelet sistem semptomlarını, yaralanmaları, tazminat ödemelerini ve iş günü kayıplarını azalttığı tespit edilmiştir (47).

2.6. Ergonomi Eğitimi

Bilgisayar kullanımı ile ilişkili kas iskelet sistemi yaralanmalarını önlemede öne çıkan yaklaşımlardan en önemlisi *ergonomi eğitimi*dir. Bu çerçevede pek çok farklı eğitim yöntemi ve içeriği kullanılmıştır. Her kurum ya da kişi kendi kişisel uzmanlık alanına dayanan bilgi ve deneyimini eğitimlere yansıtmış ve bazı programların etkinliği yapılan bilimsel çalışmalarla denetlenmiştir.

Ergonomi Eğitimi konusunda yapılan yasal düzenlemeler, bu konuda bir hizmet sektörünün oluşmasına neden olmuştur. Eğitim şirketlerinin eğitim temalarından biri çevre, sağlık ve güvenlik eğitimleri olmuştur. Sağlık ve güvenlikle ilgili eğitim programlarında temel yaklaşım yaralanmaların önlenmesi üzerinedir (48).

Ergonomi Eğitimleri, Sağlık ve Güvenlik Eğitimleri kapsamında verilmekte ve bu çerçevede temel elementlerden sayılmaktadır (49-51). Eğer eğitimlerde mühendislik kontrolleri yer alıyorsa eğitim bu kontrollerin çalışanların anlayacağı şekilde aktarımını ve ofis ortamında yapılacak değişimin kas iskelet sistem sorunlarını önlemedeki rolünü izah etmeyi gerektirir(52). Bir ergonomi eğitimi genel hatlarıyla çalışana ergonomik farkındalık kazandırmaya ve en önemlisi çalışanın kas iskelet sisteminde yaralanmaya yol açabilecek durumlardan kaçınmanın yollarını öğretmeye odaklanmaktadır (53).

Ofis ortamında eğitim ve eğitimin sonuca ulaşması ancak kişinin kendi motivasyonu ve özgüveninden beslenmektedir. Gerçek ve kalıcı değişim kişinin aldığı eğitimin gereklerini uygulaması ve bu yolla kas iskelet sistemi yaralanmalarını önlemesinden geçer. Ergonomi eğitimi temel bilimsel prensipleri ve ofiste düzenin nasıl sağlanacağı ile ilgili teknikleri içerir. Böyle bir eğitimde hedef çalışanı riskli durumlar hakkında bilgilendirmek, çalışanın riskli durumları tespit edebilmesini sağlamak ve çalışanı kendi ofis ortamını düzenlemeye teşvik etmektir (54).

Ergonomi eğitimlerinde beklenen sekonder etki çalışanın herhangi bir sağlık sorunu olmadan daha verimli çalışmasıdır. Herhangi bir ağrı ve rahatsızlık olmaması hali çalışanın iş ortamında daha yüksek kalitede iş çıkarmasını sağlar (55).

Ofiste ergonomi eğitimi çeşitli yollarla sunulmuş ve sunulmaktadır. Didaktik eğitim katılımcıların ihtiyaç ve taleplerini belirleyen bir eğitmen tarafından ders formatında verilir. Eğitimin sonunda soru cevap bölümü adı altında ayrı bir bölüm yer alabilir (56).

Bazı çalışmalar eğitim içeriğini görsel ve medya ürünleri ile desteklemenin öneminden bahsetmektedir (57, 58).

Ergonomik Eğitim ekseninde, katılımcının taleplerine daha fazla önem vermeyi vurgulayan çalışmalarda grup öğrenme hedeflerini kendi belirler, eğitimci ile öğrenen arasında süreğen bir iletişim söz konusudur, eğitim problem çözme becerileri ve pratik uygulamalar halinde sunulur (3, 56, 59).

Bunların dışında bilgisayar bazlı eğitim programları da tasarlanmış ve bu programların da kullanıcı ihtiyaçlarına cevap verip vermediği değerlendirilmiştir (60). Ergonomik eğitim programları bilgi artışı ve davranış değişiklikleri ile ilgili sonuçlara odaklanmıştır. Bu bilginin davranış değişikliğine aktarımı ya da davranış değişikliğinden önceki aşamaları genellikle daha az konu edilmiştir (3).Yapılan pilot projelerde ergonomik girişimin kümülatif travma bozuklukları ile igili bilgi artışı ve riskli davranışları azaltmadaki etkinliği denetlenmiştir (57, 61).

Bu konuda örnek sayılabilecek çalışmalardan birinde eğitim programı farklı öğrenme yöntemlerini benimseyen katılımcılar için farklı materyaller sunacak şekilde dizayn edilmiştir. Bir yıl süren girişim boyunca e-posta, poster, 45 dakikalık seminer ve bilgi broşürleri ile sunum yapılmıştır. Katılımcılar araştırmacılar tarafından hazırlanan 156 soruluk bir anketi eğitim öncesi ve sonrasında değerlendirmişlerdir. Çalışma sonucunda bir yılın sonunda katılımcıların sağlık ve güvenli çalışma postürleri konusunda daha bilinçli oldukları, çalışanların iş yerinde değişiklikler yaptıkları saptanmıştır. Bazı araştırmacılar kişiye ve gruba özel eğitim sunmanın önemine değinmişler, kişilerin ihtiyaç duydukları unsurlara karşı daha duyarlı oldukları ve bu yolla daha hızlı ve etkin bir değişim sağlanabileceği iddia etmişlerdir (46).

Erişkin öğrenme modellerinin kas iskelet sistem yaralanmalarına uyarlanması olarak adlandırılan bu eğitim yöntemi, genellikle sağlık alanında çalışan profesyoneller tarafından sunulmuş olup pek çoğu test edilmemiştir (56). Laval Universitesinden Brisson ve arkadaşlarının 1999 yılında yaptıkları çalışmada 627 çalışan randomize olarak seçilmiş farklı gruplar halinde eğitim verilmiştir. Programda üç farklı davranış hedef alınmıştır. Bunlar; çalışma ortamını uygun şekilde düzenleme, çalışma ortamının gözleri ilgilendiren bölümlerini uygun şekilde düzenleme ve işle ilgili aktiviteleri sağlığı koruyacak şekilde düzenleme olarak belirlenmiştir. Program her biri 3 saat sürecek iki öğretim seansı halinde uygulanmış ve iki seans arasında iki haftalık bir ara verilmiştir. Eğitim seansları pratik gösterim, simülasyonlar, tartışmalar ve teorik dersleri içerecek şekilde tasarlanmıştır. Çalışanlar eğitimden önce kendi çalışma ortamlarının fotoğrafını çekip buna ek olarak bir form doldurmuşlardır. Brisson, eğitimler arasında iki hafta mola vermenin katılımcıların yeni öğrendikleri bilgileri uygulama imkanı sağladığını, ikinci seansta katılımcıların deneyimlerini de paylaşma imkanı bulduklarını ifade etmektedir. Laval Üniversitesinde yürütülen bu çalışmanın verileri eğitimden iki hafta önce ve 6 ay sonra olacak şekilde alınmıştır. Çalışanların iş yeri direk gözlem yoluyla değerlendirilmiş kas iskelet sistemine ilişkin yakınmaları ise anket formları ile değerlendirmeye alınmıştır. Bu çalışmada kullanılan değerlendirme formları eğitim verilecek grubun ihtiyaçlarına göre tasarlanmış olup standart değerlendirmeler içermemiştir. Çalışma sonunda eğitimin kişilerin kas iskelet sisteminde yük oluşturan risk faktörlerini elimine etmesinde yarar sağladığı ifade edilmiştir (62). Ergonomi Eğitimi ile ilgili bir başka çalışmada geleneksel ergonomi eğitimi ya da katılımcı ergonomi eğitimine katılanların, eğitim almayanlara göre daha az ağrı ve iş stresi rapor ettikleri belirtilmiştir. Bu çalışmada katılımcı ergonomi eğitiminin didaktik eğitime göre bir üstünlüğünün olmadığı da tespit edilmiştir (56). Robertson'un yaptığı bir başka ergonomi eğitimi çalışmasında interaktif ergonomi eğitimi terimi kullanılmış, bu yolla öğrencilerin daha başarılı performans sergiledikleri ifade edilmiştir (63). Ergonomi Eğitiminde konu seçimi, konuların dizimi ve ifade şekilleri birbirinden farklılıklar göstermektedir. Greene tarafından düzenlenen, bilgisayar ortamında sunulan, yaklaşık 6 saat süren ve Aktif Ergonomi Eğitimi olarak adlandırılan programda; Eğitimin hedefleri olarak:

- ofis ergonomi prensiplerini anlama
- ofis düzeni konusunda kendi kendine değerlendirme yapabilme
- kendi iş ortamını düzenini ayarlayabilme.

Konu başlıkları olarak :

- Kas İskelet Sistemi Hastalıklarını tanıma ve anlama
- Çalışma postürlerinin çeşitlendirilmesinin ve değiştirilmesinin önemi
- Ergonomik ofis düzenini sağlamak ve konforlu çalışma koşulları oluşturmak

- Ofiste görme ile ilgili konuların ve sorunların anlaşılması
- Görsel yorgunluğu azaltacak tedbirleri anlama
- Çalışma alışkanlıkları ile ilgili sorunların anlaşılması
- Dinlenme ve molalarla ilgili konuların anlaşılması
- Şirketlerin sağlık ve güvenlik programları ile farkındalık artırımı
- Ergonomik aksesuarların nasıl talep edilip, bulunacağının anlaşılmasına, değinilmiştir (45).

Ergonomi Eğitimleri planlanırken Aktif Erişkin Öğrenme modelleri temel alınır ve bu modellerde eğitimin hedeflerine uygun olarak eğitmenle eğitici arasında üst düzey bir etkileşime izin verilir (64).

2.7. Ergonomi Eğitiminde İçerik ve Yöntem Belirlemede Ergoterapi ve Fizyoterapi Bilimi

Ergonomi konusu fizyoterapi ve ergoterapi bilimlerinin kapsamı dahilinde yoğun şekilde konu edilmektedir. Fizyoterapi Biliminin temel yaklaşımları hareket disfonksiyonu ve fiziksel yetersizliklerin değerlendirilmesi, önlenmesi ya da tedavi edilmesi olarak özetlenebilir. Yaralanmanın önlenmesi noktasında iş/ekipman tasarımı, etkin iş performansının açığa çıkarılması ve doğru postürün sağlanmasında fizyoterapi bilimine düşen önemli roller vardır.

Ergoterapi ise özellikle kişinin aktivite ve sosyal hayata üretken ve tatmin edici şekilde katılımı noktasında son derece ön plana çıkan bir bilim dalıdır. Ergoterapi özellikle gerçek yaşam kesitlerinden yola çıkarak kişinin mental ve fiziksel fonksiyonlarının arttırılmasını ve işe dönüşü hızlandırmayı hedeflemektedir. Ergoterapinin temel hedefi kişinin yaşam boyu "kapasitesini" arttırmak ve korumak yolu ile öz ve sosyal memnuniyeti arttırmak bu yolla kişinin anlamlı bir çevrede gerekli tüm sosyal rolleri yerine getirebilmesini sağlamaktır.

Tanımlardan da anlaşılabileceği gibi, yaşam kalitesi, performans, kapasite ve verimlilik sağlama gibi temel felsefeler örtüştüğünden ergonomi her iki alandan da etkilenmektedir (65).

Rehabilitasyon ve ergonomi arasındaki yakın ilişki ciddi olarak irdelenmeye başlanmıştır. Ergonomi konusu ile ergoterapist ve fizyoterapistlerin buluşma noktasında beş temel prensip ön plana çıkmaktadır.

- Kişiye özgü ergonomi /Hastaya-Engelliye özgü ergonomi
- Özel ihtiyacı olan kişiler için ergonomi
- Kas iskelet sistem yaralanmalarının önlenmesi
- Ekipman tasarımı
- Amerikan Engelliler Eylem Planı

Bu beş temel prensip pratikte 3 farklı şekilde kendini göstermektedir:

- Kas iskelet sistem yaralanmalarını önlemek için iş yeri analizi
- Engelliler için iş yeri ve ekipman tasarımı
- Konuyla ilgili araştırma ve geliştirme faaliyetleri (66).

Ergonomi Eğitimlerinde içerik oluşturmak ve süreç yönetimi, sağlıklı ve engelli bireylerle temas eden her iki bilim dalı için sağlıklı ve doğru hareket temelinde gelişmektedir. Erişkin öğrenme modelleri ile motor öğrenme prensipleri çerçevesinde sistematik bir yaklaşım oluşturmak her iki alanın çalışanları içinde son derece alışılmış bir uygulamadır. Etkin bir program oluşturmak için eğitim sırasında edinilen temel bilgiler ve klinik deneyim uyumlu bir kombinasyonla birleştirilmelidir (67).

Eğitimlerin içeriğinde koruyucu fizyoterapi kavramının işlendiği örnekler bulmak mevcuttur. Bu eğitimler uzunca bir süre boyunca örgün yöntemlerle eğitmen katılımcı etkileşimine imkan verecek şekilde sürdürülmüş ve literatürde bu çalışmaların etkinliğini test edecek çalışmalara da yer verilmiştir (68). Innes'in önerdiği eğitim modeli şemasında (Şekil 5) Sağlık Profesyonellerinin içerik oluşturma ve süreci yönetmedeki rolleri çok net biçimde ortaya konmuştur ancak bu modelde çalışanın öğrenme ve öğrendiklerini uygulamaya transfer etmesi ile ilgili süreçlerin daha iyi anlaşılmasına ihtiyaç vardır.

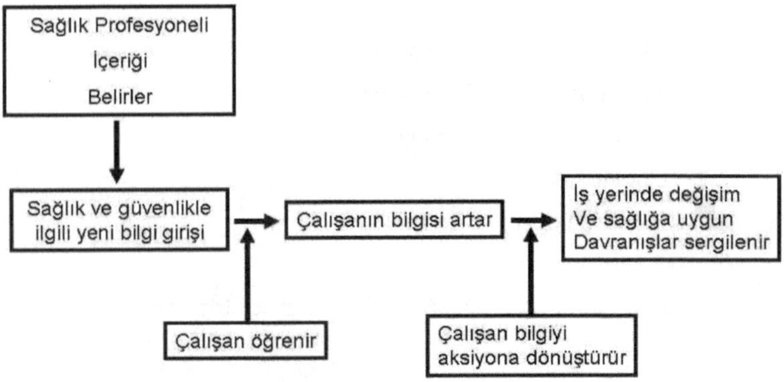

Şekil 5: Sağlık çalışanlarının eğitim sürecindeki yeri (69)

2.8. Ergonomi Eğitiminde Teknolojik Gelişmeler ve E-öğrenme

Bilgisayarların eğitim amaçlı kullanımı çok uzun zaman önceye 1960'lara dayanıyor olsa da teknoloji bazlı öğrenme ancak günümüzde çok hızlı ve yaygın şekilde kullanıma girmiştir. 1980'li yıllarda geliştirilen ve bilgi transferini kolaylaştıran "disket teknolojisi" sonrasında "CD-ROM" ve günümüzde ulaşılan internet teknolojilerinin gelişimi eğitim yöntemlerini kaçınılmaz şekilde etkilemiştir (70). Teknolojik gelişmelere paralel olarak işveren konumundaki kişi ve kuruluşlar güvenlik eğitimlerinde bilişim teknolojilerini kullanarak maliyet etkin yöntemlere yönelmişlerdir (71).

Organizasyonlar eğitimlerin kurum içi ağlar (intranet) aracılığı ile sunumu sonucu ciddi şekilde tasarruf sağlanabileceğini görmüşlerdir (72).

1996 yılı verilerine göre Amerikan şirketleri web tabanlı eğitimler için 100 milyon dolardan fazla harcama yapmışlardır (73).

E-öğrenmenin eğitimde popüler hale gelmesinin en güzel örneklerinden biri de bu yöntemin üniversiteler tarafından kullanımının yaygınlaşmasıdır. İnternet üzerinde "e-öğrenme" anahtar kelimesi ile yapılacak bir aramada pek çok kurumun e-öğrenme platformları oluşturduğu görülmektedir.

E-öğrenme yaklaşımının büyük bir hızla yaygınlaşmasında en büyük etken e-öğrenmenin avantajlı yanlarıdır. E-öğrenmenin avantajları şu şekilde sıralanmaktadır.

- E-öğrenme kişiye özel olarak sunulur
- Öğrenme her an ve her yerde sürdürülebilir
- İnternet ortamı eğitmen ve öğrencinin temasının ötesine pek çok kaynağa erişim olanağı sağlar
- Öğrenim ve ilerleme hızı kişinin kendi tercihleri ve hızına göre şekillenir
- Eğitim çalışma sırasında uygun zaman dilimlerinde alınabilir
- Eğitim için seyahat ve ek bir zaman yaratılması gerekmez
- Eğitmen ve içerik sağlayıcılara süreğen bir ödeme söz konusu olmaz
- Ayrıca bir fiziksel mekan gerektirmez
- Eğitim materyalinde anlık değişimler ve güncellemeler yapılabilir
- Etkinliği ve performans üzerine etkisi denetlenebilir (70).

E-öğrenme ya da diğer adıyla web tabanlı eğitimler giderek örgün eğitim yöntemlerinin yerini almaktadır. Bunun nedenlerinden biri eğitmenle öğrencinin buluşmasına gerek kalmaksızın çok büyük kitlelere aynı anda eğitim verilebilmesidir. Teoride eğitmen bir kursun içeriğini, öğrenimle ilgili girdi ve çıktıları hazırlar ve bu görsel olarak sunulabilir. E-öğrenmenin, örgün öğretimin yerini almasının bir diğer nedenleri arasında maliyet düşüklüğü, kullanıcıya özgü esneklik ve kişiye - kuruma özgü düzenleme yapma olanağı yer almaktadır.

Bir başka kaynakta web tabanlı eğitimlerin avantajı şu şekilde özetlenmiştir:

- Zaman ve yer esnekliği
- Global bir katılımcı ağına ulaşma potansiyeli
- Hızlı şekilde oluşturulabilme
- Eğitim materyalinin hızla değiştirilebilmesi (74).

E-öğrenmenin yaygınlaşması ile beraber öngörülen avantajlar yanında bazı dezavantajlarında ortaya çıktığı görülmüştür bunlardan en önemlisi etkinlik sorunudur (75).

E-öğrenmenin diğer dezavantajları ise şu şekilde sıralanmaktadır.

- İnternet hızı ve bant genişliğine bağlı hızlı yüklenme sorunu
- Öğrencinin isteğine dayalı olması
- Öğrencinin teknik becerilerine bağlı olması
- Aşırı bilgi yüklemesi
- Sosyal izolasyon
- Görsel materyalin tipine göre ağır işleme ve ilerleme sorunu
- Konuşma ihtiyacı duyulduğunda iletişim eksikliği (74).

Bu dezavantajlara ek olarak ofis ergonomisi konusunda web tabanlı eğitimlerin etkin olduğuna dair net bir bilimsel veri mevcut değildir. Nasıl ki ergonomi eğitimleri bilimsel sorgulama sürecinden geçtiyse ofis ergonomisi konusunda eğitim veren web tabanlı eğitimlerinde içerik, işleyiş, sunum ve etkinlik kriterleri açısından denetlenmesi gerekmektedir.

2.9. Ergonomi Eğitimlerinde Etkinlik Ölçümü Kavramı

Ergonomi eğitiminin yaralanmaları önlemede etkin bir strateji olduğu yönünde bazıları olumlu bazıları olumsuz olmak üzere net bir kanıya ulaşmamızı sağlayacak yeterince veri mevcut değildir. Eğitimler ofis çalışanlarının spesifik ihtiyaçlarına göre tasarlanıp buna uygun şekilde değerlendirilmektedir. Yeni yöntemlerle kombinasyon, eğitim içeriğinin sunumu ve bunların yaralanmaları azaltma ile verimliliği arttırma gibi etkilerinin olup olmadığı daha sistematik ve detaylı şekilde araştırılmaktadır (60).

Ergonomik girişimlerin etkinliği ile ilgili çalışmalar yapmak kas iskelet sistemi hastalıklarının etkilerini ve insidansını azaltma ve yönetmedeki stratejileri belirlemede esaslı bir öneme sahiptir. Ergonomik girişimlerin etkinliği üzerine yapılan sınırlı sayıda çalışmada aşağıdaki yöntemlerin kullanıldığı ve bu yöntemlerle ilgili etkinlik analizlerinin öne çıktığı görülmektedir. Bunlar: işyeri ile ilgili düzenleme ve müdahaleler, eğitim programları ve kombine yöntemler (5, 76).

Bu yaklaşımlar içinden, eğitimin etkinliğini ölçmek için 3 farklı strateji mevcuttur.

Bunlar formatif, sumatif ve konfimatif değerlendirmelerdir.

*Formatif değerlendirme eğitim programının geliştirilmesi sırasında eğitim kalitesini optimum düzeyde sağlamak üzere kullanılır.

*Sumatif değerlendirmeler, eğitimin önceden belirlenen hedeflerine ulaşıp ulaşmadığını, etkinliğini ve kullanıcı yeterliliğini değerlendirmede kullanılır.

*Konfirmatif değerlendirmeler ise eğitimin sunum yol ve yöntemlerinin değerlendirilmesini içerir (77).

Kirkpatrick değerlendirme metodolojisi sumatif ve konfirmatif değerlendirmelerin tek elde toplanmasını önermektedir. Bu yöntem 1950'lerde Donald Patrick tarafından geliştirilmiş olup en geçerli değerlendirme çerçeve programı olarak bilinmektedir (78).

Bu değerlendirme yöntemi çerçevesinde bir eğitim programının başarılı olup olmadığını ölçmek için eğitimle ilgili 4 temel elementin değerlendirilmesi önerilmektedir.

- Reaksiyon - Öğrenciler eğitimden hoşlandılar mı?
- Bilgi - Hangi teknik ve yöntemler öğrenildi?
- Davranış - Eğitim sonrası davranışta hangi değişiklikler görüldü?
- Sonuçlar - Eğitimin ölçülebilir sonuçları nelerdir? (79)

Bu kapsamlı yaklaşım erişkin eğitiminde başarı ve öğrenmenin ölçülmesinde kabul görmüş ve kullanılmış bir yaklaşımdır (77, 80).

Bu kriterler sağlık ve güvenlikle ilgili eğitimlerde değerlendirme kriterleri olarak önerilmektedir (81).

Ergonomik eğitimlerin etkinliği ile yapılan çalışmalarda etkinlik değerlendirmesi için "Reaksiyon, Bilgi, Davranış ve Sonuçlar" kriterlerinden hepsi ya da bir kaçı kullanılabilir. Seçilen kriterler genellikle reaksiyon, bilgi ve davranış olmaktadır (77).

Daha önce yapılmış çalışmalarda ergonomi programlarının etkinliği defalarca kontrol edilmiş ancak NIOSH'un(Ulusal Mesleki Sağlık ve Güvenlik

Enstitüsü) yayınladığı 80 çalışma içinden 19'u ergonomi ile ilgili fakat hiç biri direk ofis ergonomisi ile ilgili değildir (81).

Ofis ergonomisi ile ilgili eğitimlerin etkinliğinin net olarak gösterilememiş olması kas iskelet sistem hastalıklarının önlenmesi ile ilgili soru işaretlerine neden olmaktadır. Fikir ve düşünceleri davranışlara dönüştürme konusundaki çalışmalar geçmiş on yılda sıklıkla yapılmıştır, ancak 1990'lardan önceki yıllara bakıldığında "bilginin akışı" konusu daha fazla işlenmiş ve buna "bilgi transferi" adı verilmiştir. Burada bahsi geçen bilgi transferi eğitmenden öğrenciye tek yönlü bilgi akışını ifade eder ve eğitmen bilgi transferinden sorumlu olarak görülür (82).

Günümüzde ise öğrencinin katılım gösterdiği bir eğitim programının daha etkin sonuçlar doğurduğu bilinmektedir (83, 84).

Başka bir deyişle, bilgiyi almak onu mutlak şekilde kullanmış olmayı gerektirmez, bilginin kullanımı ve hayata aktarımı için etkin yollar aranmalıdır. Bunun için etkin bir eğitimde olması gereken özellikler şu şekilde sıralanmıştır:

- Mesajlar basit ve anlaşılır olmalıdır;
- Hedef kitle ve ortama göre mesajlarda uygun düzenlemeler yapılmalıdır,
- Mesajı iletenin / Eğitim Sunanın güvenilir olması sağlanmalıdır.
- Daha etkin sonuç için, yüz yüze bilgi değişimi teşvik edilmelidir.
- Sunumun içeriğine ve eğitim alanlara uygun olacak şekilde, spesifik performans ölçümleri eklenmelidir (82).

Bazı araştırmacılar, eğitimlerde sağlanan bilginin pratiğe dönüşümünü arttırmak için aktif katılımın önemine vurgu yapmaktadırlar (56, 85). Halen pek çok ergonomik eğitim programı teorik derslere, görsel materyallerle bezeli sunumlara ve bu içeriğin test edilmesine dayanır. Çalışanın algısı ve öğrendiklerini uygulaması ile ilgili ölçümlerin yapıldığı çalışmalara ihtiyaç vardır (50, 57, 69).

Eğitimin etkinliği konusuna odaklanmış güncel bir çalışmada etkinlik 5 farklı seviyede farklı ölçüm teknikleri kullanılmak suretiyle test edilmiştir:

(1) Eğitimden önce yapılan referans değerlendirme

(2) Eğitim alanların reaksiyonu

(3) Öğrenme

(4) Performans

(5) Organizasyon açısından ulaşılan sonuçlar (45)

3.YÖNTEM

3.1 Etik Kurul Onayı

Bu çalışma Hacettepe Üniversitesi Senato Etik Kurulundan 23.06.2010 tarih 1853 sayı ile onaylanmıştır.

3.2 Çalışmanın Tasarımı ve Deneme Süreçleri

İnternet üzerinden katılımcılara sunulacak eğitim uzun süren araştırma ve deneme süreçleri sonunda hazırlanmıştır. Literatür taraması yapıldığında 2010 yılı itibariyle ülkemizde e-öğrenme yoluyla verilen bir ofis ergonomi programına rastlanmamıştır. Bu konuda varolan sınırlı sayıdaki yurtdışı kaynaklı örnekler incelendiğinde her bir başlık için çok farklı yaklaşım ve stratejilere rastlamak mümkündür.

İçerik hazırlanırken, ülkemizde mesleki kas iskelet sistem hastalıkları konusunda yapılan epidemiyolojik çalışmalar dikkate alınmış eğitimle ilgili aşağıdaki parametreler her aşamada göz önünde bulundurulmuştur:

A. Eğitim sırasında verilmek istenen mesajlar
B. Eğitim sonunda kazanılacağı düşünülen yetkinlikler
C. Eğitimin süresi ve sunum zamanlaması
D. Eğitimin anlaşılmasını kolaylaştıracak görsel materyalin hazırlanması

Çalışmanın içeriği oluşturulurken yurtdışında varolan örnekler incelenmiş, aşağıda listelenen yazılım ve e-öğrenme programlarının içerik ve materyalleri gözden geçirilmiştir.

- Postureminder™ www.postureminder.co.uk
- Solid State Learning/Office Ergonomics www.ergonomicscourse.com
- Prometheus Training Corporation: Office Ergonomics E-Learning www.ptrain.com
- E-Office Safety Ergonomics Training and Assessment www.e-officesafety.co.uk
- Online Learning Enterprises Inc. : Office Ergonomics Course www.olelearning.com
- Atlas Interactive: Display Screen Equipment Awareness (DSE) www.atlasinteractive.com

A. Eğitim sırasında verilmek istenen mesajlar

Eğitim sırasında verilmek istenen mesajlar konu grupları içinde şu şekilde sıralanmıştır.

- Ergonomi kavramının anlaşılması
- Ergonomik risk kavramının anlaşılması
- Bilgisayarla çalışmanın neden olduğu ergonomik risklerinin anlaşılması
- İnsan vücudunun yapısal ve hareketle ilgili özelliklerinin anlaşılması
- Bilgisayarla çalışma sonucu oluşabilecek sağlık sorunlarının anlaşılması
- Yaralanma ve iyileşme mekanizmaları ile ağrı nörobiyolojisinin anlaşılması
- Farklı vücut bölgelere göre yaşanan sağlık sorunlarının anlaşılması
- Bilgisayarla çalışmanın neden olduğu sağlık sorunlarını önleme stratejilerinin anlaşılması
- Zamanında verilecek mola ve yapılacak egzersizlerin öneminin anlaşılması
- Çalışma ortamı ile ilgili düzenlemlerin nasıl yapılacağının anlaşılması
- Çevre koşullarının ideal standartlarının anlaşılması
- Ofiste yapılabilecek egzersizlerin örneklenmesi

B. Eğitim sonunda kazanılacağı düşünülen yetkinlikler

Eğitimin ardından çalışanların aşağıdaki yetkinlikleri kazanması beklenmektedir:

- Ofis Ergonomisi konusundaki bilgi ve farkındalığın arttırılması
- Ergonomik riskleri tanıma ve belirleme
- Ergonomik riskleri en aza indirmek için gereken çözüm becerilerinin geliştirilmesi
- Duruş düzgünlüğü için gereken tedbirlerin alınabilmesi
- Çalışma yeri ile etkileşim konusunda var olan sorunların Çözülebilmesi

C.Eğitimin Süresi

Hazırlanan eğitim öncelikle içerik ve verilmek istenen mesajlar göz önüne alınarak hazırlanmıştır. Eğitim önce slaytlar şeklinde hazırlanmış ve küçük gruplara direkt eğitim olarak sunulmuş alınan geri bildirimler sonunda içerik revize edilerek kısaltılmıştır. Ergonomi eğitimlerini veriliş süreleri tarandığında 45 dakika ile 6 saat arasında sürelere rastlamak mümkündür. Çalışmamızda hazırlanan eğitimin tamamlanma süresi interaktif özellikler ve soruların cevaplanması dahil 60 dakika olacak şekilde ayarlanmıştır.

Her ekran için hazırlanan metinler e-öğrenme sistemini dönüştürecek kuruluşta görevli Eğitim Teknolog'ları tarafından incelenmiş alınan geri bildirimlere süre ve içeriğin yoğunluğu konusunda gerekli düzeltmeler yapılmıştır.

D.Eğitimin anlaşılmasını kolaylaştıracak görsel materyalin hazırlanması

Eğitim içeriği hazırlanırken Tablo 2'deki şablona uygun şekilde her ekran için görsel tasarım yapılmış ve ses metinleri hazırlanmıştır. Hazırlanan ekran görseli, ekran metni ve ses metni örneği Tablo 3'te gösterilmiştir.

Tablo.2. Ergonomi Eğitimi Tasarım Şablonu

<table>
<tr><td colspan="2" align="center">Ekran No</td></tr>
<tr><td colspan="2" align="center">Ekran Adı</td></tr>
<tr><td align="center">Ekran Görseli</td><td align="center">Ekran Metni</td></tr>
<tr><td colspan="2" align="center">Ses Metni</td></tr>
</table>

Tablo.3 Ergonomi Eğitimi Tasarım Şablon Örneği

37'nci Ekran	
Uzun Süre Statik Kalmayın	
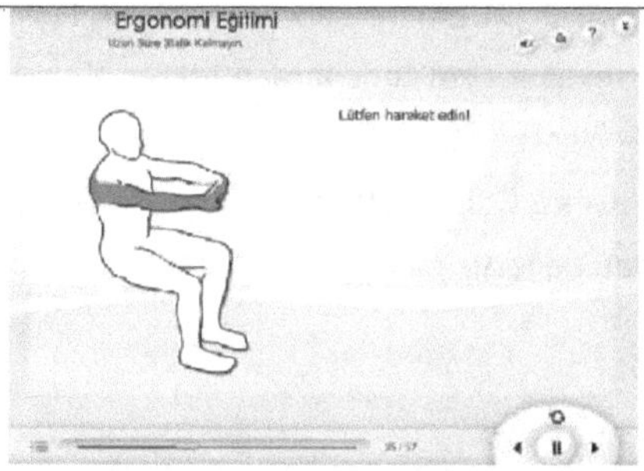	Lütfen hareket edin! Duruşunuzu sık sık değiştirin! Bunları yapmak için, vücudunuzdan bir rahatsızlık sinyali gelmesini beklemeyin.
Vücudunuzun duruşu düzgün olsa da, aynı pozisyonda asla uzun süre hareketsiz kalmamanız gerektiğini hatırlayın! Oturma pozisyonunda dikkat edilmesi gerek en önemli konu: doğru pozisyonlarda olmak koşulu ile sık sık pozisyon değiştirmek ve hareketli olmaktır. İpucu: iş konsantrasyonuna rağmen ara ara vücudunuzu dinleme alışkanlığı edinmek vücudunuzdan gelecek ağrı, rahatsızlık ya da uyuşma gibi uyarıları hissetmeden önce sık sık duruşunuzu değiştirmek alınabilecek en önemli tedbirdir.	

3.2.1 Çalışmanın İşleyiş Süreci

Çalışmamıza başlamadan önce 50 kişinin katılacağı bir pilot çalışma yapılmış programın çalışabilirliği bu süreçte test edilmiştir. Pilot çalışmaya katılmak üzere şifre ve kullanıcı adı üretilen 50 kişiden 13 kişi programa katılmış ve toplam 2 kişi programı %100 tamamlamışlardır. Bu noktada katılımcılarla görüşme ve yazışmalar yapılmış programa katılmama nedenleri sorgulanmıştır. Programa katılımın az olması ile ilgili olarak internet üzerinden erişim güçlüğü ve yaşanan teknik aksaklıklar ön plana çıkmıştır. Programdaki teknik aksaklıkların giderilmesi ve kullanıcı dostu menülerin tasarlanmasının ardından 250 kişilik katılımcı grupla uygulamaya gidilmiştir.

Çalışmanın tasarımı ve pilot çalışma sonrasında belirlenen ilerleme süreci Şekil 6'da gösterilmiştir. E-öğrenme yöntemi ile verilen eğitim boyunca katılımcıların cevaplayacakları çeşitli sorular yöneltilmiştir. Eğitimin başında 10 soruluk bilgi düzeyi anketi uygulanmış ortalama 60 dakika süren eğitimin sonunda bu 10 soruluk anket tekrar edilmiştir. Bu anketlerdeki amaç kısa vadeli bilgi düzeyi değişimini ölçmektir. Bunun dışında uzun vadeli etki olarak bilinen davranış değişikliğini ölçmek üzere 60 dakikalık eğitim süresince çalışma postürü ve çalışma yeri etkileşim skorları alınmıştır. Çalışma postürü (RULA) ve çalışma yeri etkileşimi (ÇYE) ile ilgili skorlar eğitimden 45 gün sonra katılımcılardan tekrar alınmıştır.

Eğitim programının davranış değişikliği oluşturmadaki etkinliğini ölçmek için alınan RULA skorları ve ÇYE skorlarının eğitim süresince alınan değerleri ile 45 gün sonra alınan değerleri karşılaştırılmıştır.

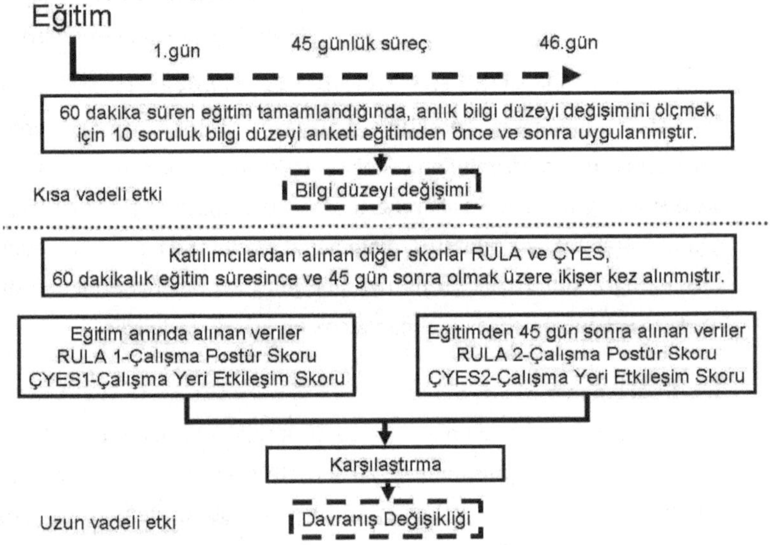

Şekil 6. Çalışmanın İşleyiş Süreci

3.3 Katılımcıların Seçimi

Eğitim sistemi internet üzerinden yayınlanabilir hale geldiğinde gönüllü kuruluşun belirlediği ve katılım göstermek isteyen, çalışmada kullanılacak istatistik bilgilerin kullanım izni veren kuruluşların çalışanları eğitim sistemine katılmışlardır. Her katılımcıya kendisine ait bir kullanıcı adı ve şifre verilmiş böylece veri güvenliği ve mükerrer girişlerin önlenmesi sağlanmıştır. Katılımcıların çalışmaya dahil edilme kriterleri günlük 4 saat üzerinde bilgisayar kullanımı ile kendilerine ait bir ofis ortamında çalışıyor olmaktır. Katılımcılardan şikayeti olmayan bireyler programda otomatik olarak diğer sorulara yönlendirilmiş semptom ve şikayetle ilgili sorgulamalara tabi tutulmamışlardır.

3.4 Ergonomi Eğitiminin Detayları

Eğitim Tanıtım Bölümünün ardından katılımcılarının bilgi düzeyini ölçmeyi hedefleyen ve eğitimin içeriğinde kazanılması hedeflenen bilgilerin sınandığı 10 soruluk bir anketle başlatılmıştır. Sorular içerikte sunulan ve eğitim alanlara kazandırılması hedeflenen bilgileri içerecek şekilde hazırlanmıştır.

Ofis Ergonomisi Eğitiminin konu akışı ve sıralaması İçerik Ağacı (Şekil 6) denilen bir menüye yüklenmiş ve şu şekilde oluşturulmuştur:

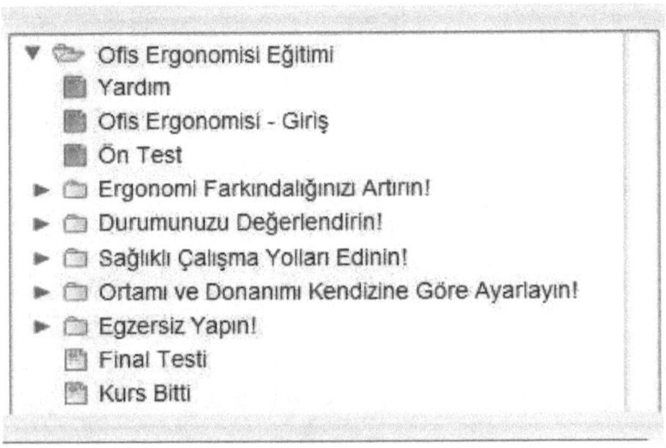

Şekil 7: Ofis ergonomi eğitimi içerik ağacı

İçerik ağacında yer alan, her bir ana başlık altında konular sayfa sayfa işlenmiştir ve aşağıdaki şekilde sıralanmıştır.

I.Ofis Ergonomisine Giriş

Ofis ergonomisi ile ilgili genel bilgiler, sorunun kişiyi ve ülke ekonomisini etkileyen boyutlarının anlaşılması

ÖN TEST'te yer alan örnek sorular

Bilgisayarla çalışmanın yarattığı ergonomik riskleri biliyor musunuz?

A) Evet

B) Hayır

Sandalyenizin ideal ayarları konusunda bilginiz var mı ?

A) Evet

B) Hayır

ÖN TEST'İN ardından konulara şu sıralama ile devam edilmiştir.

Ergonomi ve Ergonomik Risk Nedir?

Ergonomi kavramının anlaşılması, önemi ve ergonomik risklerin tanımlanması

Bilgisayar Kullanımına Özgü Ergonomik Riskler

Bilgisayar kullanımının sağlık açısında oluşturduğu ergonomik risklerin tanıtılması ve net olarak anlaşılması

Ergonomik Riskler, Şikâyet ve Hastalıklar

Ergonomik risklerin elimine edilmemesi halinde yol açabileceği sağlık sorunları ile ilgili genel bilgilendirme

Bilgisayarla Çalışma Sonucu Görülen Şikâyetlerin Oluşum Mekanizmaları

Basitleştirilmiş bir dille yaralanma mekanizmasının anlaşılması ve aşırı kullanım modeline uygun açıklamalar

Vücudun Hareket İlkeleri

İnsan vücudunun hareket etme ve hareketsiz kalma ile ilgili temel prensipler. Hareketsiz ve statik kalmanın da bir fiziksel çaba gerektirdiğinin izahı

İnsan Vücudunu Oluşturan Temel Yapılar-I Temel Yapılar – II

Konuyla ilgili detaylara girmeden önce basitleştirilmiş bir dille insan vücuduna ait anatomik özelliklerinin anlaşılması

İskelet Sistemi, Eklemler ve Kaslar

Kas İskelet Sistemi ve temel elemanlarının görsel animasyonlarla izahı

Sinir Sistemi, Dolaşım Sistemi ve Solunum Sistemi

Vücut Sistemlerinin konuyla ilgili özelliklerinin görsel animasyonlarla izahı

Yer Çekiminin Etkileri

Yerçekimin insan hareketi ve kasların çalışması üzerindeki etkileri

Yer Çekimin Etkilerinden Korunmak Mümkün müdür?

Yer çekiminin olumsuz etkileri ve bu etkilerden korunmada düzgün postürün ve vücut mekaniklerinin önemi

Yaralanma Mekanizması ve Erken Uyarı Sistemi – I

Yaralanma Mekanizması ve Erken Uyarı Sistemi – II

Yaralanma Mekanizması ve Erken Uyarı Sistemi – III

Kas iskelet sistemini etkileyen yaralanmalar ve ağrı ile sağlanan erken uyarı sisteminin detaylı izahı.

Ağrının her zaman doku hasarına değil risk seviyesinin artışına da işaret ettiğinin anlaşılması

Kan Dolaşımını Etkileyen Mikrotravma Örnekleri

Ofis ortamında varolan ergonomik riskler ve bu risklerin kan dolaşımını etkileyen olumsuzlukları

Solunum ve Sinir Sistemi Mikrotravma Örnekleri

Ofis ortamında varolan ergonomik riskler ve bu risklerin kan dolaşımını etkileyen olumsuzlukları

Kas – İskelet Sistemi Mikrotravma Örnekleri

Ofis ortamında var olan ergonomik riskler ve bu risklerin kas iskelet sistemini etkileyen olumsuzlukları

Mikrotravma ile Tetiklenen Erken Uyarı Sistemi

Ağrı İle İlgili Modern yaklaşım: Erken Uyarı Sistemi Ürünü Olan Ağrı– I Ağrı İle İlgili Modern yaklaşım: Erken Uyarı Sistemi Ürünü Olan Ağrı– II Ağrının Verdiği Mesajların Anlamı

Mikrotravma sonrasında tetiklenen semptomlar ve bu semptomların anlamı

Kas İskelet Sistemi ile sorunlar ve tanımlar

Bilgisayarla çalışmanın neden olduğu kas iskelet sistem sorunlarının isim ve özet tanımları

Boyun – Sırt ve Bel Ağrıları

Bel, Sırt, Boyun Ağrıları ve Doğru Oturmanın Önemi

Omurga bölgesini etkileyen risk faktörleri ve bu bölgedeki sorunların önlenmesi yada giderilmesi için alınacak özel önlemler

Omuz, Dirsek, El Bileği, El ve Parmak Ağrıları

Üst Ekstremiteyi etkileyen risk faktörleri ve bu bölgedeki sorunların önlenmesi yada giderilmesi için alınacak özel önlemler

Üst Sırt ve Boyunda Kas Gerginlikleri ve Baş Ağrısı

Üst sırt ve boyun bölgesini etkileyen risk faktörleri ve bu bölgedeki sorunların önlenmesi yada giderilmesi için alınacak özel önlemler

Kol ve Bacaklarda Uyuşma ve Karıncalanma – I

Kol ve Bacaklarda Uyuşma ve Karıncalanma – II

Kol ve Bacaklarda Uyuşma ve Karıncalanma – III

Ekstremiteleri etkileyen risk faktörleri ve bu bölgedeki sorunların önlenmesi yada giderilmesi için alınacak özel önlemler

Bilgisayar Kullanımına Bağlı Kas İskelet Sistemi Yaralanmaları İyileşebilir mi?

Kas İskelet sistemini etkileyen sorunların iyileşme sürecinin anlaşılması

Önlemek Tedavi Etmekten Kolaydır

Koruyucu önlemler almanın, sorunları çözmede daha etkin bir strateji olduğu bilgisinin anlaşılması

Sağlıklı Çalışma için 5 Adım

Beş adımda Sağlıklı Çalışma Prensiplerinin Özetlenmesi

Kendi Durumunuzu Değerlendirin

Kişilerin demografik verileri, sağlık sorunlarının detayları, çalışma postürleri ve çalışma yeri ile etkileşimlerinin değerlendirilmesi

Mola ve Egzersiz

Eğitim sırasında ara vermenin gereğini hatırlatan ekran

Sağlıklı Çalışma Alışkanlığı Edinme

Edinilmesi gereken sağlıklı çalışma alışkanlıklarıyla ilgili genel bilgiler

Uzun Süre Statik Kalmayın

Statik kalmanın sağlıkla ilgili yarattığı olumsuzlukların anlatımı

Telefon Kullanımı ve Yazılımların Önemi

Telefon kullanım şekli ve süresi ile ilgili risk faktörlerinin anlatımı

Yeterince Su İçiyor musunuz?

Su içmenin sağlığı korumadaki önemi

Unutmayın!

Çalışma alışkanlıkları ile ilgili bilgilerin özeti

Ortamı ve Donanımı Kendinize Göre Ayarlayın

Çalışma ortamının kişiye özel olarak nasıl ayarlanacağı konusundaki bilgilerin aktarımı

Çalışma Ortamının Ergonomik Uygunluğu

Çalışma ortamının kişiye uyumsuz oluşu ile oluşan ergonomik riskler

Bilgisayarın Konumu ve

Ayarları Monitör

Klavye

Mouse ve İşaretçiler

Bilgisayarın Doğru Şekilde Pozisyonlanması ve Ayarları

Doğru duruş ve konforlu çalışma için bilgisayarlı çalışma düzeneğinin nasıl ayarlanacağı sorun varsa nasıl çözümleneceğinin izahı

Dizüstü Bilgisayar Kullanımı

Dizüstü bilgisayar kullanımı ile ilgili olumsuzluklar ve ergonomik düzenleme bilgisinin paylaşılması

Ofis Mobilya ve Aksesuarlarının

Düzenlenmesi Sandalyenin Ayarlanması

Sandalyeye Bağlı Hatalı Çalışma

Pozisyonları Masa Düzeni ve Aksesuarlar

Ofis mobilyalarının düzenlenmesi ile ilgili kural ve bilgilerin paylaşımı

Çevre Koşullarının Düzenlenmesi
Genel Bilgiler

Oda Isısı, Ses Düzeyi ve Aydınlatma

Ofis mobilyaları Seçimi – Masa Ofis

mobilyaları Seçimi – Sandalye Ofis

Mobilyaları Seçimi – Aksesuar

Çevre koşullarının düzenlenmesi, ofiste kullanılacak ekipmanların doğru seçimi için göz önünde bulundurulması gereken kriterler

Ofis Egzersizleri

Ofis ortamında yapılabilecek egzersizlerin animasyonlu gösterimi ve talep halinde PDF halinde gönderimi

Bu sıralama ile verilen eğitimin ardından TEST SORULARI FİNAL TEST tanımı altında bir kez daha katılımcılara yöneltilmiştir.(Bkz. Şekil 7)

Ergonomi Eğitimi Ekran Görüntüleri ve İlgili Ses Metinlerinden Örnekler

Ekranlar hareketli ve animasyonlu görsellerden oluşmaktadır bu nedenle ekran görüntülerinin metne aynen aktarımı güçlük arz etmektedir ancak ekranda görünen görsel ile arka planda okunmakta olan ses metni arasında eşleme yapılmış böylece etkin bir sunum sağlanmaya çalışılmıştır. Ekran görseli, ekran metni ve ses metni örnekleri gösterilmiştir (Şekil 7-11).

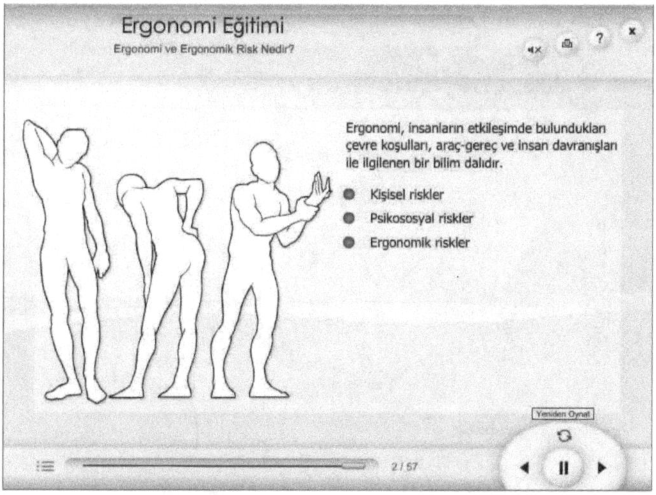

Şekil 8: Ekran Görseli/Ekran 2

Ses Metni (Ekran 2)

Ergonomi, insanların etkileşimde bulundukları çevre koşulları, araç-gereç ve insan davranışları ile ilgilenen bir bilim dalıdır. Ergonomik yaklaşımlar insanın çevresi ve kullandığı araç-gereçle uyumlu bir etkileşim içinde olmasını ve bu yolla verimliliği artırmayı hedefler. Çalışma ortamında sağlık sorunu yaşamamıza neden olan riskler **kişisel riskler, psikososyal riskler** ve **ergonomik risklerdir. Ergonomik riskler** çevre koşulları, araç-gereç ya da davranış şekillerinin uygunsuz oluşu ile ortaya çıkar ve sağlığı olumsuz etkiler. Örneğin, iş yerinde sandalyenizin yüksekliği size uygun değilse yaşanan uyumsuzluk ergonomik bir risk oluşturmaktadır. Benzer şekilde sağlık açısından risk oluşturan çalışma şekillerini bilmemek ve sorunların nedenlerini yanlış yerlerde aramak da önemli bir risk faktörüdür.

Ekran Görseli (Ekran 11)

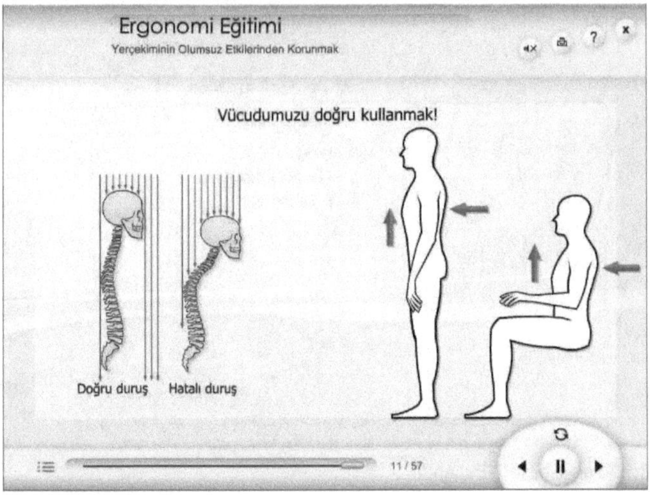

Şekil 9: Ekran görseli /Ekran 11

Ses Metni (Ekran 11)

Yerçekiminin yaratabileceği olumsuz etkilerden uzak kalabilmenin en iyi yolu vücudumuzu doğru kullanmaktır. Vücudumuzun her bölümünün, zorlanmadan çalışacakları pozisyonlar mevcuttur. Bu pozisyonlar **doğru duruş** veya **düzgün postür** olarak adlandırılır. Doğru duruş eklemlerimizin, kaslarımızın ve ilgili dokuların en az zorlandığı ve en verimli çalışabildiği duruş şeklidir. Yerçekimine karşı bizi dik tutmakla görevli kaslarımızın büyük bir bölümü otomatik olarak çalışır. Biz pozisyon değiştirdikçe farklı kas grupları devreye girer ve bizi dengede tutar. Doğru duruşu, günlük hayatımızın her alanına taşımak, yaşanacak sorunları önlemede oldukça önemlidir.

Sizce hangi yapı yüklere karşı daha dayanıklıdır?

Sizce hangi duruşta yerçekiminin olumsuz etkileri daha fazladır?

Ekran Görseli (Ekran 23)

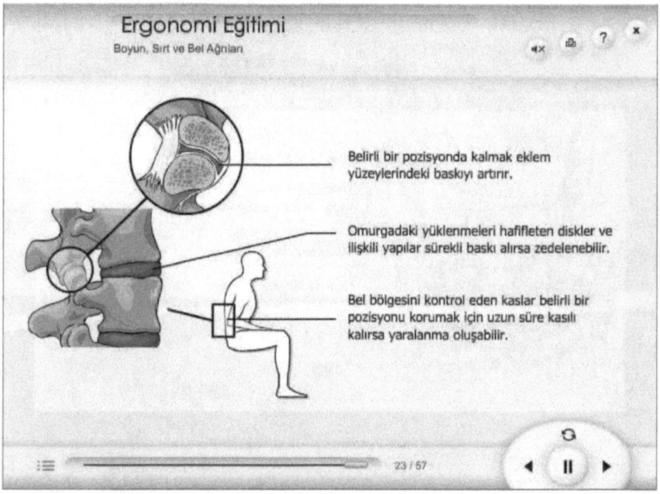

Şekil 10: Ekran görseli /Ekran 23

Ses Metni (Ekran 23)

Bel-boyun-sırt ağrısı olarak ifade edilen ve omurgayı etkileyen ağrılı durumlar modern toplumların, en önemli sağlık sorunları arasındadır. Omurgada yaralanması muhtemel pek çok doku vardır. Bunlar: **Faset eklemler**, **kıkırdaklar**, **bağlar**, **kaslar**, **diskler** ve **sinir kökleri**dir. Omurgada hissedilen ağrının hangi dokularda yaralanma riskine işaret ettiği ya da hangi dokuların hasarından kaynaklandığını kesin olarak tespit etmek gelişmiş tanı yöntemlerine rağmen mümkün değildir. Bilgisayar kullanımının bu bölgelerde ağrı oluşturabileceği düşünüldüğünde, öne çıkan iki risk faktörü vardır. Bunlar: **hatalı oturma pozisyonu ile uzun süre hareketsiz kalmaktır.** **Hatalı oturma** omurgayı kontrol eden kasların, omurgayı oluşturan disklerin, eklemlerin, bağların ve sinir köklerinin zorlanmasına neden olur. Uzun süre hareketsiz kalmak ise omurga kaslarının yorgunluğuna, kan dolaşımında azalmaya ve onarım sürecinin aksamasına neden olur.

Ekran Görseli (Ekran 41)

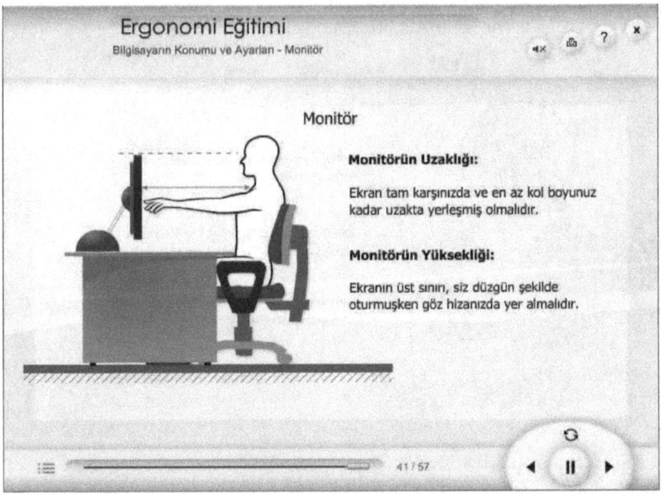

Şekil 11: Ekran görseli/Ekran 41

Ses Metni (Ekran 41)

Monitörün Uzaklığı:

Ekran tam karşınızda ve en az kol boyunuz kadar uzakta yerleşmiş olmalıdır.

Monitörün Yüksekliği:

Ekranın üst sınırı, siz düzgün şekilde oturmuşken göz hizanızda yer almalıdır.

Ekran Görseli (Ekran 53)

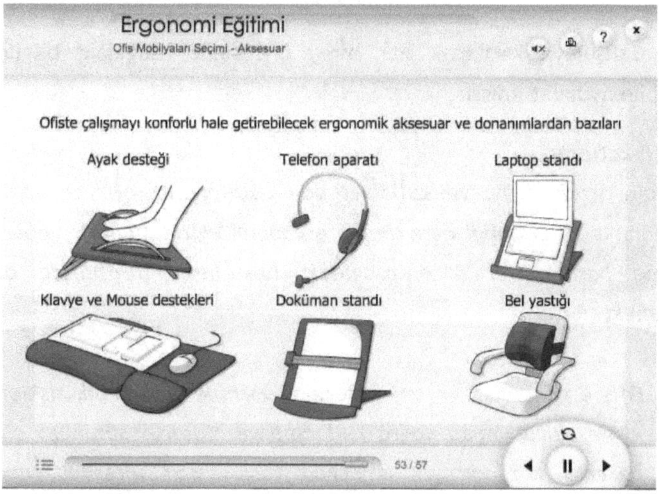

Şekil 12: Ekran Görseli/Ekran 53

Ses Metni (Ekran 53)

Ofis çalışanlarının sağlık açısından risk altında olduğu pek çok bilimsel çalışma ve araştırmada gösterilmiştir. Gelişmiş ülkeler bu sorunların önlenmesi amacıyla çok ciddi çalışmalar yapmakta pek çok firma konforlu çalışma aparatları üretmektedir. Daha konforlu çalışmanızı sağlayacak pek çok aksesuar bulunmaktadır. Gerekli hallerde bu ürünleri edinerek daha sağlıklı çalışabileceğiniz bir ortam yaratınız. Yarattığınız konforlu ortam sizi çalışma süreniz boyunca hatalı duruşlar sergilemenizi önleyecek şekilde olmalıdır. Bununla beraber vücudunuzun duruşu düzgün olsa da, bu pozisyonda asla uzun süre hareketsiz kalmamanız gerektiğini hatırlayın! Verilecek molalarda, yorgunluk hissedilen kaslarınızı esnetmek, ilgili eklemleri hareket ettirmek sizi daha sağlıklı kılacaktır.

3.5 Değerlendirme Araçları ve Yöntemleri

Çalışmaya katılacak her birey öncesinde aşağıdaki bilgilendirme metni ile aydınlatılmıştır.

Değerli katılımcı,
Size ulaştırılan şifre ve kullanıcı adını kullanarak ofis çalışanları için hazırlanmış ve etkinliği denetlenen ergonomi eğitimine giriş yapacaksınız. Eğitime başlamadan önce aşağıdaki hususların tarafınızca bilinmesi gerekmektedir.

- *Ofis ergonomisi eğitimi sizlere iş yerinde ergonomik riskleri tespit etme, vücudunuzu doğru kullanma ve oluşacak sorunları çözebilme becerisi kazandırmak amacıyla tasarlanmış internet tabanlı bir eğitim programıdır.*
- *Ofis ergonomisi eğitim programı ekranların değişimi ve soruların cevaplanmasında ekrandaki yönergeleri izleyerek katılım göstereceğiniz interaktif bir programdır.*
- *Ofis Ergonomisi Eğitimi süresince ibraz edeceğiniz ve şahsınıza ait özel bilgiler her ne surette olursa olsun sizin yazılı izniniz olmaksızın üçüncü şahıslarla paylaşılmayacaktır.*
- *Eğitim sırasında vermiş olduğunuz cevaplar eğitimin etkinliğini denetlemek amacıyla yapılacak sınamalarda istatistiksel veri olarak kullanılacaktır.*
- *Eğitim süresince dilediğiniz zaman ara verebilir ve daha sonra eğitimi tamamlamak üzere devam edebilirsiniz.*
- *Eğitimin tamamlanmasının ardından 45 gün sonra, eğitim süresince size sorulan sorular, belirtmiş olduğunuz e-mail adresine tekrar gönderilecektir.*
- *Eğitim süresince aklınıza gelen herhangi bir soru yada eğitimin takibi sırasında yaşanan teknik bir sorunu bildirmek için aşağıdaki adresleri kullanabilirsiniz.*

Web Tabanlı Ofis Ergonomisi Eğitim Programı Bilimsel Araştırma ve İçerik Sorumlusu:

Murat Dalkılınç (iletişim bilgileri)

Web Tabanlı Ofis Ergonomisi Eğitim Programı Teknik Sorumluları:

Taner Günal / Ümit Gören (iletişim bilgileri)

- Katılımcıların bilgi düzeyindeki kısa vadeli değişim 10 soruluk ÖNTEST ile bu testin tekrarını içeren SON TEST ile yapılmıştır (Ek A).

Kişilerin demografik verileri ile sağlık şikayetleri ile ilgili bilgi almak üzere online bir form hazırlanmış, eğitim süresi ve sonrasındaki davranış değişikliklerini ölçmek amacıyla, çalışma postürleri ve çalışma yeri ile etkileşimlerini tespit etmek üzere aşağıdaki değerlendirmeler kullanılmıştır.

Demografik veriler ve sağlıkla ilgili şikayetleri tespit etmek için aşağıdaki sorular sorulmuştur:

Yaşınız:

Cinsiyetiniz: Kadın Erkek

Çalışma hayatınızda ne kadar zamandır bilgisayar kullanıyorsunuz: sene

Günlük bilgisayar kullanım süreniz: 4 saatten az

4 saat ve üzeri

Bilgisayar kullanımı ile ilişkili olduğunu düşündüğünüz sağlığınızla ilgili bir şikayetiniz var mı?

○ Şikayetim yok

○ Şikayetim var

Şikayete neden olan belirtilerden sizi en çok rahatsız edeni nasıl tanımlarsınız ?

○ Ağrı

○ Acı

○ Yanma

○ Uyuşukluk

○ Karıncalanma

○ Gerginlik

○ Sertlik

○ Kramp

Sizi en çok rahatsız eden problem, vücudunuzun hangi bölüm veya bölümlerinde görülmektedir diyagramdan işaretleyiniz.

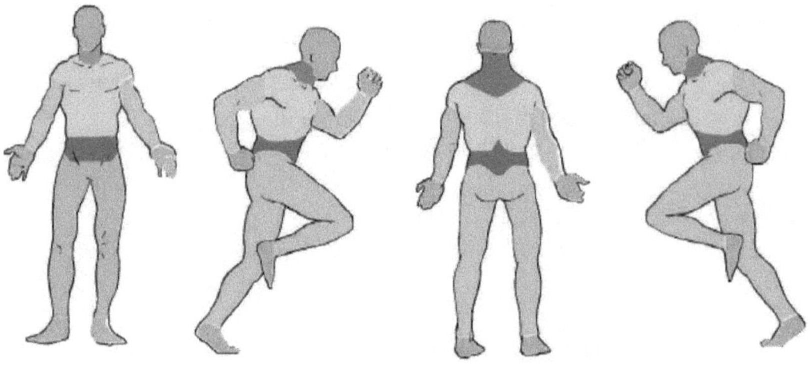

Bu şikayetin görülme sıklığı nedir ?

◯ Hergün

◯ Haftada bir yada daha fazla

◯ Ayda bir yada daha fazla

◯ Yılda bir yada daha fazla

Bu şikayet nedeniyle geçen 6 ay içinde çalışamama durumu söz konusu oldu mu ?

◯ Evet

◯ Hayır

Eğitim süresi ve sonrasındaki davranış değişikliklerini ölçmek amacıyla, çalışma postürleri ve çalışma yeri ile etkileşimlerini tespit etmek üzere aşağıdaki değerlendirmeler kullanılmıştır.

- RULA olarak bilinen Rapid Upper Limb Assessment değerlendirme ve skorlama sistemi ve bu sistemin bilgisayar üzerinde çalışan versiyonu kullanılmıştır (86), (Ek B).
- Kişilerin iş yeri ile olan etkileşimlerini ölçümlemek için Office Ergonomics Workstation Assessment Worksheet bilgisayar ortamına adapte edilmiş ve eğitimin içeriği ile uygumlu olacak şekilde değerlendirme formundaki temel sogulamalar seçilmiştir. Sorgulamalarda 10 madde üzerinden çalışma yeri ile etkileşim sorgulanmış her hayır negatif her evet pozitif olarak kaydedilmiştir (87), (Ek C).

3.6 Değerlendirme Araç ve yöntemlerinin skorlanması

Değerlendirme araçlarından alınana skorlar aşağıdaki gibi skorlanmıştır.

- Bilgi Düzeyindeki kısa vadeli değişimi ölçmede kullanılan İLK TEST / SON TEST: 10 soru üzerinden verilen Evet-Hayır cevap sayısı kaydedilmiştir.
- Demografik veriler istatistikî olarak tablolara kaydedilmiş ve kategorize edilmiştir.
- RULA'nın skorlanması standart bir uygulama içermektedir ve bu algoritma referanslarda yer almaktadır. E-öğrenme programında skorlama sistemi yazılım aracılığı ile hesaplanmış ve kullanıcıya geri bildirim olarak gösterilmiştir.
- Çalışma ortamı ile etkileşimde her adımda sorulan ikişer soru toplam beş adımda ayrı ayrı kaydedilmiş toplam soru sayısı üzerinden bir skor belirlenmiştir buna göre on soru üzerinden on adet onay kutusu işaretleyen kullanıcının ergonomik olarak uygun bir düzende çalıştığı öngörülmüştür.

3.7 Verilerin Analizi

Eğitimi %100 olarak tamamlayan kişilerin verileri incelenmiş, eğitim ilerleme ve etkileşim raporlarında yapılan değerlendirmede 16 kişinin verilerinde eksik girdilerin olduğu tespit edilmiş istatistik çalışmaları verileri tam olarak alınmış 102 kişi üzerinden uygun istatistiksel yöntemler kullanılarak gerçekleştirilmiştir. Çalışmada uygulanan istatistiksel analizlerde hata payı %5 (α=0.05) olarak kabul edildi ve bunun altındaki değerler istatistiksel olarak anlamlı ($p<0.05$) kabul edildi. Çalışma verilerine ait tanımlayıcı istatistikler sunulurken normal dağılan nicel veriler için ortalama ve standart sapma değerleri, normal dağılmayan nicel veriler için ortanca ve çeyrekler arası aralık değerleri, nominal veriler için ise yüzde oranları kullanıldı. Çalışmada bağımsız grup oranlarının karşılaştırılmasında Ki-Kare testi, bağımlı grup oranlarının karşılaştırılmasında McNemar testi kullanıldı. Çapraz tablo istatistiklerinin uygulanması esnasında test varsayımlarının sağlanabilmesi için gerekli olan hallerde yeniden gruplama yapılarak iki gözlü tablo modeli oluşturuldu. Non-parametrik kantitatif verilerin karşılaştırılmasında bağımsız gruplar için Mann-Whitney U testi, bağımlı grupların karşılaştırılmasında ise Wilcoxon Signed Ranks testi kullanıldı. Veri grupları arasında ilişki araştırılan istatistiksel analizlerde parametrik test varsayımlarının sağlanması koşuluna göre ya Spearman's Rank Correlation test ya da Pearson Correlation test kullanıldı.

4. BULGULAR

4.1 Reaksiyonun Değerlendirilmesi

Ofis Ergonomi Eğitimi için tüm süreç boyunca toplam 300 kişiye hesap açılmış, kullanıcı adı ve şifre üretilmiştir. Eğitime katılım oranları detaylı olarak Tablo 4'te gösterilmiştir.

Tablo.4 Şifre atanan deneklerin katılım ve eğitimi tamamlama oranları

	Şifre Atanan	Katılmayan		Katılan		Tamamlayan	
	N	n	%	n	%	n	%
Deneme Grubu	50	37	78	13	22	2	12,5
Çalışma Grubu	250	72	28,8	178	71,2	116	65,1
Toplam	300	109	34,9	191	63,6	118	61,7

300 kişilik grupta ilk 50 kişi pilot çalışma çerçevesinde sisteme kaydedilmiştir. 50 kişilik gruptan eğitime katılan kişi sayısı 13 katılmayan kişi sayısı 37 olmuştur. Eğitime katılan 13 kişi içinden, eğitimi %100 tamamlayanların sayısı 2 olarak tespit edilmiştir.

Bu verilere göre deneme grubunda:
Eğitime katılım oranı %22, eğitimin tamamlanma oranı %12,5 olarak tespit edilmiştir.

Katılım oranlarının düşüklüğü ile ilgili sorgulama yapıldığında:
Katılımcılar, eğitim sistemine giriş ve işleyişle ilgili teknik sorunlar ve katılım için yeterli zamanın olmayışını belirtmişlerdir. Bunun üzerine teknik sorunların çözümü için gerekli düzenlemeler yapılmış daha sonraki aşamada eğitime girmesi planlanan 250 kişi için kullanıcı adı ve şifre üretilmiştir.

Bu kez eğitime katılan kişi sayısı 178 katılmayan kişi sayısı 72 olarak tespit edilmiştir. Katılan 178 kişi içinde eğitimi %100 tamamlayanların sayısı 116 olarak tespit edilmiştir.

Bu na göre ç alışma grubunda:

Eğitime k atılım ora nı %71,2, eğitimin tamamlanm a oranı %65,1 olarak tespit edilmişti r.

Bu sonuçlar a göre kullanıcı adı ve şifre verilerek a dına hesa p açılan 300 kişid en13'ü p ilot çalışm a grubundan 178'i çalışma grubundan olmak üzere 191 kişi katılmış, 191 kişinin 118' i eğitimi %100 oranında tamamlamıştır.

Bu na göre to plamda:

Eğitime k atılım oranı: %63,6

Eğitimin tamamlanma oranı: %61,7 ola rak gerçekleşmiştir.

Bu verilere göre veri toplanan katılımcı sayısı ve katılım oranları Şekil 12'de gösterilm iştir.

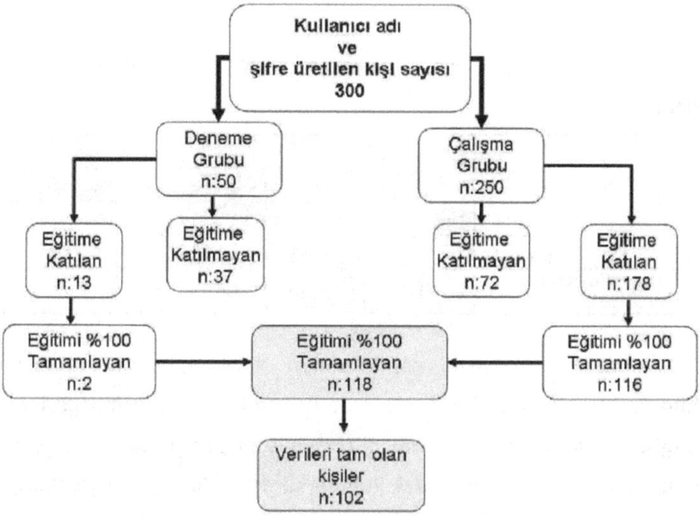

Şekil 13: Veri topla nan katılımcı sayısı ve katılım or anları

4.2 Katılımcıların demografik verileri

İstatistik analizlere dâhil edilen 102 katılımcının cinsiyete göre tasnifi yapıldığında, katılımcıların %68,6'sı (n=70) kadın, %31,4'ünün erkek olduğu görülmüştür (n=32).

Katılımcıların cinsiyetlere göre yaş ortlamaları Tablo 5'te gösterilmiştir. Buna göre, çalışma grubu genelinde yaş ortalaması, 37.30 (±8.68) yıl idi. Kadınların yaş ortalamaları 35.77 (±7.89) yıl iken erkeklerin yaş ortalamaları 40.66 (±9.48) idi.

Kadın ve erkeklerin yaş ortalamaları arasında istatistiksel olarak anlamlı fark vardı ve yaş ortalamaları erkek grubunda daha büyüktü (p=0.015, Mann-Whitney U test).

Tablo.5. Katılımcıların cinsiyet, yaş ve bilgisayar kullanım yıllarına göre dağılımı

	Tüm Grup		Cinsiyet			
			Kadın n=70		Erkek=32	
	Ort	SS	Ort	SS	Ort	SS
Yaş (yıl)	37,30	8,68	35,77	7,89	40,66	9,48
Toplam PC kullanım süresi (yıl)	8,76	4,90	7,89	4,55	10,69	5,13

İstatistik analize dâhil edilen katılımcılarının tümünün günlük bilgisayar kullanım süreleri 4 saat üzerinde idi. Çalışma grubu genelinde bilgisayar kullanım sürelerini gösteren sonuçlar Tablo 6'da gösterilmiştir. Ortalama toplam bilgisayar kullanım süresi 8.76 (±4.90) yıl iken, bu değer kadınlarda 7.88 (±4.55) yıl ve erkeklerde ise 10.69 (±5.13) yıl idi.

Kadın ve erkeklerin toplam bilgisayar kullanım süreleri arasında istatistiksel olarak anlamlı farklılık vardı ve bu süre erkeklerde daha uzundu

Tablo.6. Katılımcıların toplam bilgisayar kullanım süreleri

	Tüm Grup		Cinsiyet			
			Kadın		Erkek	
	Ort	SS	Ort	SS	Ort	SS
Toplam PC kullanım süresi (yıl)	8,76	4,90	7,89	4,55	10,69	5,13

4.3 Katılımcıların şikâyet bildirimleri ve eğitimin şikayet bildirim oranlarına etkisi

Çalışma katılımcılarının şikâyetlerinin olup olmadığı incelendiğinde, katılımcıların şikâyet bildirimleri ve eğitimin şikâyet bildirim oranlarına etkisi Tablo 7'de gösterilmiştir. Buna göre, eğitim öncesinde katılımcıların %60,8'inin (n=62) şikâyetinin olduğu %39,2' sinin (n=40) şikâyetinin olmadığı tespit edilmiştir. Eğitim sonrasında ise şikâyetleri devam eden kişilerin oranı ise %37,3 (n=38) idi. Eğitim öncesi ve sonrasındaki şikayet bildirme oranları arasında istatistiksel olarak anlamlı fark mevcuttu. Eğitimden sonra şikâyet bildirim oranları istatistiksel olarak anlamlı şekilde azalmış bulundu. Bu ilişki Tablo 7'de gösterilmiştir.

Tablo.7. Katılımcıların eğitim öncesi ve sonrası şikâyet oranları

		Tüm Grup	
		n	%
Eğitim öncesi şikayet bildirimi	Var	62	60,80%
	Yok	40	39,20%
Eğitim sonrası şikayet bildirimi	Var	38	37,30%
	Yok	64	62,70%
Tüm grup, eğitim öncesi-sonrası şikâyet, $p<0.001$			

Çalışma katılımcılarının şikâyetlerinin olup olmamasının cinsiyete göre fark gösterip göstermediği incelendiğinde ise, eğitim öncesinde kadınlarda şikâyet olma oranının %61,4 (n=43) olduğu ve bu oranın erkeklerde %59,4 (n=19) olduğu görüldü. Bununla beraber, eğitim öncesinde cinsiyetler arasında şikâyet oranları açısından istatistiksel olarak anlamlı bir fark tespit edilmedi. Eğitim sonrasında ise şikayet varlığı oranları kadınlarda %32,9 (n=23) ve erkeklerde %46,9 (n=15) idi. Eğitim sonrasında da benzer şekilde şikayet oranları açısından kadınlar ve erkekler arasında istatistiksel olarak anlamlı farklılık yoktu. Bu ilişkiler Tablo 8'de gösterilmiştir.

Tablo 8. Eğitim öncesi ve sonrası şikayet bildirimleri ile cinsiyet arasındaki ilişki

		Cinsiyet			
		Kadın		Erkek	
		n	%	n	%
Eğitim öncesi şikâyet bildirimi	Var	43	61,40%	19	59,40%
	Yok	27	38,60%	13	40,60%
Eğitim sonrası şikâyet bildirimi	Var	23	32,90%	15	46,90%
	Yok	47	67,10%	17	53,10%
Kadın, eğitim öncesi-sonrası şikâyet, p<0.001					

Yine kadın katılımcılarının eğitim öncesinde şikayet bildirme oranları (%61.4, n=43) ile eğitim sonrasında şikayet bildirme oranları (%32.9, n=23) karşılaştırıldığında istatistiksel olarak anlamlı farklılık bulunduğu görüldü. Çalışmanın kadın katılımcılarında şikayet bildirim oranlarının eğitimden sonra anlamlı şekilde azaldığı bulundu.

Tablo 9. Eğitim öncesinde şikâyet bildiriminin cinsiyetlere göre dağılımı

		Cinsiyet			
		Kadın		Erkek	
		n	%	n	%
Eğitim öncesi şikâyet	Var	43	61,40%	19	59,40%
	Yok	27	38,60%	13	40,60%
Şikayet bildirimi ile cinsiyet aras ındaki lişiki p<0.001					

4.4 Katılımcıların şikâyet tipleri ve yerleşimi ile eğitimin şikayet tipleri ve yerleşime olan etkisi

Katılımcıların şikâyet tiplerinin eğitim öncesi ve sonrası dağılımı Tablo 10'da yer almaktadır. Alınan verilere göre, çalışma katılımcılarından eğitim öncesinde şikayetlerinin olduğunu belirtenlerin bildirdikleri şikayet tiplerinin dağılımı %56.5 (n=35) ağrı, %19.4 (n=12) gerginlik, %12.9 (n=8) karıncalanma, %9.7 (n=6) sertlik ve %1.6 (n=1) uyuşukluk şeklinde idi.

Tablo.10. Katılımcıların şikayet tiplerinin eğitim öncesi ve sonrası dağılımı

		Tüm Grup		Cinsiyet			
				Kadın		Erkek	
		n	%	n	%	n	%
Eğitim öncesi şikayet tipleri	Ağrı	35	56,50%	24	55,80%	11	57,90%
	Acı	-	-	-	-	-	-
	Yanma	-	-	-	-	-	-
	Uyuşukluk	1	1,60%	1	2,30%	-	-
	Karıncalanma	8	12,90%	4	9,30%	4	21,10%
	Gerginlik	12	19,40%	10	23,30%	2	10,50%
	Sertlik	6	9,70%	4	9,30%	2	10,50%
	Kramp	-	-	-	-	-	-
Eğitim sonrası şikayet tipleri	Ağrı	22	61,10%	15	68,20%	7	50,00%
	Acı	-	-	-	-	-	-
	Yanma	-	-	-	-	-	-
	Uyuşukluk	1	2,80%	1	4,50%	-	-
	Karıncalanma	4	11,10%	1	4,50%	3	21,40%
	Gerginlik	7	19,40%	5	22,70%	2	14,30%
	Sertlik	2	5,60%	-	-	2	14,30%
	Kramp	-	-	-	-	-	-

Bu şikayet oranları cinsiyete göre detaylandırıldığında kadınlarda görülen şikayetlerin dağılımı %55.8 (n=24) ağrı, %23.3 (n=10) gerginlik, %9.3 (n=4) karıncalanma, %9.3 (n=4) sertlik ve %2.3 (n=1) uyuşukluk şeklinde idi. Erkeklerde görülen şikayetlerin dağılımının ise %57.9 (n=11) ağrı, %21.1 (n=4) karıncalanma, %10.5 (n=2) gerginlik ve %10.5 (n=2) sertlik olduğu görüldü. Kadın ve erkekler arasında eğitim öncesinde bildirilen şikayet tiplerinin dağılımlarının fark gösterip göstermediği incelenirken çapraz tablo istatistiklerinin gerçekleştirilebilmesi için şikayet tipleri gruplandırılmış ve "ağrı" ile "diğer şikayetler" şeklinde iki yeni grup oluşturulmuş (başlıca şikayet ağrı olduğu için bu şekilde bir gruplama tercih edilmiştir) ve yapılan karşılaştırmalar sonucunda eğitim öncesinde cinsiyete göre şikayet tipleri açısından istatistiksel olarak anlamlı farklılık tespit edilmemiştir.

Çalışma katılımcılarından eğitim sonrasında da şikâyetlerinin olduğunu belirten 38 kişinin şikâyetlerinin dağılımı ise %68,4 (n=26) ağrı,

%18,4 (n=7) gerginlik, %10,5 (n=4) karıncalanma, %5,2 (n=2) sertlik ve %2,6 (n=1) uyuşukluk şeklinde olmuştur.

Bu şikayet oranları cinsiyete göre detaylandırıldığında kadınlarda görülen şikayetlerin dağılımı %65.2 (n=15) ağrı, %26 (n=6) gerginlik, %4.3(n=1) karıncalanma ve %4.3(n=1) uyuşukluk şeklinde idi.

Erkeklerde görülen şikayetlerin dağılımının ise %46,6 (n=7) ağrı, %20 (n=3) karıncalanma, %20 (n=3) gerginlik ve %13.3 (n=2) sertlik olduğu görüldü.

Şikâyetlerin hangi bölgelerde görüldüğüne ilişkin sonuçlar ise eğitimden önce %6 baş bölgesi, %21 boyun bölgesi,%20 sırt,%21 bel,%25 üst ekstremite ve %7 alt ekstremite olarak bulunmuş aynı veriler eğitimden sonra ise sırasıyla %7,%18,%20,%18,%30 ve %7 olarak gerçekleşmiştir. Eğitimin şikâyetlerin yerleşimi üzerinde herhangi bir etkisi olmamıştır.

4.5 Katılımcıların şikâyet görülme sıklığı ve eğitimin şikâyet görülme sıklığına olan etkisi

Katılımcıların eğitim öncesi ve sonrasında şikayet görülme sıklığı ve bu oranlardaki değişim Tablo 11'de gösterilmiştir. Buna göre, eğitim öncesinde şikayetleri olan katılımcıların %43,5'i (n=27) her gün, %54.8'i (n=34) haftada bir ve üstü, %1.6'sı ise (n=1) ayda bir ve üstünde şikayet yaşadıklarını bildirmişlerdir. Bu oranlar kadın katılımcılarda %41.9 (n=18) her gün, %58.1 (n=25) haftada bir ve üstü şeklinde bulunmuştur.

Tablo.11. Katılımcıların eğitim öncesi ve sonrası şikayet görülme sıklığı

		Tüm Grup		Cinsiyet			
				Kadın		Erkek	
		n	%	n	%	n	%
Eğitim öncesi şikayet görülme sıklığı	Her gün	27	43,50%	18	41,90%	9	47,40%
	Haftada bir ve üstü	34	54,80%	25	58,10%	9	47,40%
	Ayda bir ve üstü	1	1,60%	-	-	1	5,30%
	Yılda bir ve üstü	-	-	-	-	-	-
Eğitim sonrası şikayet görülme sıklığı	Her gün	18	50,00%	10	45,50%	8	57,10%
	Haftada bir ve üstü	17	47,20%	12	54,50%	5	35,70%
	Ayda bir ve üstü	1	2,80%	-	-	1	7,10%
	Yılda bir ve üstü	-	-	-	-	-	-

Erkek katılımcılarda ise bu oranlar %47,4 (n=9) her gün, %47.4 (n=9) haftada bir ve üstü, %5.3 (n=1) ayda bir ve üstü olarak görülmüştür.

Eğitim sonrasında şikayetleri olan katılımcıların %52.6'sı (n=20) her gün, %44.7'si (n=17) haftada bir ve üstü, %2.6'i ise (n=1) ayda bir ve üstünde şikayet yaşadıklarını bildirmişlerdir.

Bu oranlar kadın katılımcılarda %43.4 (n=10) her gün, %56.5 (n=13) haftada bir ve üstü şeklinde bulunmuştur.

Erkek katılımcılarda ise bu oranlar %60 (n=9) her gün, %33.3 (n=5) haftada bir ve üstü, %6.6 (n=1) ayda bir ve üstü olarak görülmüştür.

4.6. Katılımcıların eğitim öncesi ve sonrası işten izin alma durumlarındaki değişim

Katılımcıların eğitim öncesi ve sonrası işten izin alma durumları ise Tablo 12'de yer almaktadır. Eğitimden önce şikayet bildiren katılımcılardan (n=62) işyerlerinden izin almak zorunda kalanların oranı %19.4 (n=12) iken, eğitimden sonra şikayet bildiren katılımcılarda (n=38) bu oran %28.9 (n=11) olarak tespit edilmiştir. Eğitim öncesinde izin kullanan katılımcıların

%50.0'si (n=6) kadın iken, %50.0'si (n=6) erkek olmuştur. Eğitim sonrasında izin alan katılımcıların ise %45.5'i (n=5) kadın iken, %54.5'i (n=6) erkek olarak belirlenmiştir.

Eğitim öncesinde izin alma oranları açısından kadın ve erkek katılımcılar arasında istatistiksel olarak anlamlı bir fark saptanmamıştır. Benzer şekilde eğitim sonrasında izin alma oranları açısından da kadın ve erkek katılımcılar arasında istatistiksel olarak anlamlı bir fark tespit edilmemiştir.

Tablo.12. Katılımcıların eğitim öncesi ve sonrası işten izin alma durumları

		Tüm Grup		Cinsiyet			
				Kadın		Erkek	
		n	%	n	%	n	%
Eğitim öncesi işten ayrılma	Ayrılmış	12	19,40%	6	14,00%	6	31,60%
	Ayrılmamış	50	80,60%	37	86,00%	13	68,40%
Eğitim sonrası işten ayrılma	Ayrılmış	11	28,90%	5	21,70%	6	40,00%
	Ayrılmamış	27	71,10%	18	78,30%	9	60,00%

4.7 Katılımcıların bilgi düzeyindeki değişim

Katılımcılarının bilgi düzeylerindeki değişimi Tablo 13'de gösterilmiştir.

Tablo.13. Katılımcıların bilgi düzeyini ölçen ilk test / son test sonuçları

	Tüm Grup		Cinsiyet			
			Kadın		Erkek	
	Ort	SS	Ort	SS	Ort	SS
İlk test doğru sayısı	4,70	3,28	4,74	3,11	4,59	3,67
Son test doğru sayısı	9,58	0,81	9,63	0,68	9,47	1,05

Tüm grup, ilk test-son test doğru sayısı, $p<0.001$
Kadın, ilk test-son test doğru sayısı, $p<0.001$
Erkek,ilk test-son test doğru sayısı, $p<0.001$

Çalışma katılımcılarının bilgi düzeylerindeki değişimi ölçmek için eğitimin öncesinde ve sonrasında uygulanan ve 10 üzerinden puanlanan bilgi düzeyi anketinin sonuçları değerlendirildiğinde çalışma grubu genelinde alınan puan ortalaması ilk yapılan ankette 4.70 (±3.28) puan, son yapılan ankette ise 9.58 (±0.81) puan olarak bulunmuştur. Eğitim öncesi bilgi düzeyi ile eğitim sonrası bilgi düzeyi arasındaki fark istatistik olarak anlamlı bulunmuştur. Çalışanlar eğitim öncesi bilmediklerini ifade ettikleri konuları eğitimden sonra bildiklerini ifade etmişlerdir.

Bu sonuçlar cinsiyete göre incelendiğinde ise kadınlarda alınan puan ortalaması ilk ankette 4.74 (±3.11) puan, son ankette ise 9.63 (±0.68) puan olmuştur.

Erkeklerde alınan puan ortalaması ise ilk ankette 4.59 (±3.67) puan iken, son ankette 9.47 (±1.05) puan olarak bulunmuştur.

Çalışmanın kadın katılımcılarının eğitim öncesi ve sonrasında aldıkları puanlar karşılaştırıldığında istatistiksel olarak anlamlı bir fark tespit edilmiş olup puanlar eğitim sonrasında daha yüksek olmuştur.

Benzer şekilde, erkek katılımcıların da eğitim öncesi ve sonrasında aldıkları puanlar karşılaştırıldığında istatistiksel olarak anlamlı bir fark tespit edilmiş olup, eğitim sonrası puanlar öncesindeki puanlara göre yüksek olmuştur.

Ancak, kadınlar ve erkekler eğitim öncesinde ve sonrasında aldıkları puanlar açısından karşılıklı değerlendirildiklerinde, eğitim öncesinde kadın katılımcıların aldıkları puanlar ile erkek katılımcıların aldıkları puanlar arasında istatistiksel olarak anlamlı fark tespit edilmemiştir ($p=0.87$).
Yine benzer şekilde, eğitim sonrasında alınan puanlar açısından yapılan karşılaştırmalarda da kadınlar ve erkekler arasında istatistiksel olarak anlamlı fark olmadığı görülmüştür ($p=0.61$).

4.8 Katılımcıların Eğitimden Sonra Davranış Değişikliğine ilişkin verileri

Katılımcıların davranış değişikliği postür skoru veren RULA ve 10 madde üzerinden sorgulama yapan Çalışma Yeri Etkileşim skorları ile değerlendirilmiştir. RULA skorlarında düşüş çalışma postüründe düzelmeye, Çalışma Yeri Etkileşim puanındaki artış ise çalışma yeri ile uyumun daha iyi olduğuna işaret etmektedir.

4.8.1 Eğitimin katılımcıların RULA skorlarına olan etkisi

Eğitimin çalışanların postürü üzerindeki etkisini ölçem RULA skorlarındaki değişim Tablo 14'te gösterilmiştir. Alınmış olan verilere göre, çalışma katılımcılarının eğitim öncesi ve sonrasında RULA puanlarında olan değişimler karşılaştırıldığında ise istatistiksel olarak anlamlı fark olduğu görüldü ve eğitimden sonra RULA skorlarının düştüğü belirlendi. Bu değişimler cinsiyetlere göre incelendiğinde ise her iki cinsiyet grubunda eğitim öncesi ve sonrası RULA skorları açısından istatistiksel olarak anlamlı farklılık olduğu tespit edildi ve her iki cinsiyette de eğitim sonrasında RULA puanları azalıyordu. RULA skorlarındaki bu azalma katılımcıların çalışma postürlerinde olumlu yönde anlamlı değişmeye işaret etmektedir.

Tablo.14. Katılımcıların eğitim öncesi ve sonrası RULA skorlarının dağılımı

	Tüm Grup		Cinsiyet			
			Kadın		Erkek	
	Ort	SS	Ort	SS	Ort	SS
RULA 1 (eğitim öncesi)	5,72	1,25	5,73	1,28	5,69	1,20
RULA 2 (eğitim Sonrası)	5,11	1,12	5,09	1,18	5,16	0,99
Tüm grup, eğitim öncesi-sonrası RULA, $p<0.001$						
Kadın, eğitim öncesi-sonrası RULA, $p<0.001$						

Çalışma katılımcılarının eğitim öncesindeki genel RULA puanları ortalama (±SS) 5.71 (±1.25) idi.Bu puan kadın katılımcılarda 5.72 (±1.28), erkek katılımcılarda ise 5.69 (±1.20) idi. Eğitim öncesinde kadın ve erkek katılımcılar arasında alınan RULA puanları açısından istatistiksel olarak anlamlı fark yoktu (p=0.77).

Çalışma katılımcılarının eğitim sonrasındaki genel RULA puanları ortalama (±SS) 5.11 (±1.12) idi.Bu puan kadın katılımcılarda 5.09 (±1.18), erkek katılımcılarda ise 5.16 (±0.99) idi. Eğitim sonrasında kadın ve erkek katılımcılar arasında alınan RULA puanları açısından istatistiksel olarak anlamlı fark yoktu (p=0.86).

4.8.2 Eğitimin katılımcıların Çalışma Yeri Etkileşim skorlarına olan etkisi

Katılımcıların eğitim öncesi ve sonrası Çalışma yeri etkileşim skorlarının dağılımı Tablo 15'te gösterilmiştir. Çalışma katılımcılarının eğitim öncesi ve sonrasında çalışma yeri etkileşim puanlarında olan değişimler karşılaştırıldığında ise istatistiksel olarak anlamlı fark olduğu görüldü ve eğitimden sonra çalışma yeri etkileşim skorlarının yükseldiği belirlendi. Skorlardaki bu artış çalışma yeri ile uyumun anlamlı şekilde daha iyi olduğunu göstermektedir.

Bu değişimler cinsiyetlere göre incelendiğinde ise her iki cinsiyet grubunda eğitim öncesi ve sonrası çalışma yeri etkileşim skorları açısından istatistiksel olarak anlamlı farklılık olduğu tespit edildi ve her iki cinsiyette de eğitim sonrasında çalışma yeri etkileşim puanları yükseliyordu.

Tablo.15. Katılımcıların eğitim öncesi ve sonrası Çalışma yeri etkileşim skorlarının dağılımı

	Tüm Grup		Cinsiyet			
			Kadın		Erkek	
	Ort	SS	Ort	SS	Ort	SS
Çalışma yeri etkileşimi (eğitim öncesi)	6,39	1,90	6,27	1,89	6,66	1,93
Çalışma Yeri Etkileşimi (eğitim Sonrası)	7,99	1,47	8,01	1,48	7,94	1,46

Tüm grup, eğitim öncesi-sonrası çalışma yeri etkileşimi, p<0.001
Kadın, eğitim öncesi-sonrası çalışma yeri etkileşimi, p<0.001
Erkek,eğitim öncesi-sonrası çalışma yeri etkileşimi, p<0.001

Çalışma katılımcılarının eğitim öncesindeki genel çalışma yeri etkileşim puanları ortalama 6.39 (±1.90) idi.Bu puan kadın katılımcılarda 6.27 (±1.89), erkek katılımcılarda ise 6.66 (±1.93) idi. Eğitim öncesinde kadın ve erkek katılımcılar arasında alınan çalışma yeri etkileşim puanları açısından istatistiksel olarak anlamlı fark yoktu (p=0.37).

Çalışma katılımcılarının eğitim sonrasındaki genel çalışma yeri etkileşim puanları ortalama (±SS) 7.99 (±1.47) idi.Bu puan kadın katılımcılarda 8.01 (±1.48), erkek katılımcılarda ise 7.94 (±1.46) idi. Eğitim sonrasında kadın ve erkek katılımcılar arasında alınan çalışma yeri etkileşim puanları açısından istatistiksel olarak anlamlı fark yoktu (p=0.75).

4.8.3. Çalışma Yeri Etkileşimi ve RULA Skorları arasında ilişki

Çalışanlarda davranış değişikliğini ölçmek amacıyla kullanılan iki farklı ölçeğin arasındaki ilişiki davranış değişikliğinin anlamlılık düzeyi ile bilgi vermektedir.

Eğitim öncesi ve sonrası RULA ve Çalışma Yeri Etkileşim skorları arasındaki ilişkiye bakıldığında Çalışma katılımcılarının eğitim öncesinde aldıkları RULA skorları ve çalışma yeri etkileşim puanları arasında ters yönlü, kuvvetli ve istatistiksel olarak anlamlı bir ilişki vardı. Bu ilişki tablo 16'da gösterilmiştir.

Tablo.16.Eğitim öncesi ve sonrası RULA ve Çalışma Yeri Etkileşim skorları arasındaki ilişki

	Tüm Grup		Cinsiyet			
			Kadın		Erkek	
	Ort	SS	Ort	SS	Ort	SS
RULA 1 (eğitim öncesi)	5,72	1,25	5,73	1,28	5,69	1,20
Çalışma yeri etkileşimi (eğitim öncesi)	6,39	1,90	6,27	1,89	6,66	1,93
RULA 2 (eğitim Sonrası)	5,11	1,12	5,09	1,18	5,16	0,99
Çalışma Yeri Etkileşimi (eğitim Sonrası)	7,99	1,47	8,01	1,48	7,94	1,46

Tüm grup, eğitim öncesi RULA-çalışma yeri etkileşimi korelasyonu, p<0.001
Tüm grup, eğitim sonrası RULA-çalışma yeri etkile şimi korelasyonu, p<0.001
Kadın, eğitim öncesi RULA-çalışma yeri etkileşimi korelasyonu, p<0.001 Erkek, eğitim öncesi RULA-çalışma yeri etkileşimi korelasyonu, p<0.001 Kadın, eğitim sonrası RULA-çalışma yeri etkileşimi korelasyonu, p<0.001 Erkek, eğitim sonrası RULA-çalışma yeri etkileşimi korelasyonu, p<0.001

Bu ilişki cinsiyetlere göre incelendiğinde ise hem kadın hem erkek katılımcılarda ters yönlü ve istatistiksel olarak anlamlı bir ilişki olduğu görüldü, ancak ilişkinin kuvvetinin erkeklerde daha yüksek olduğu belirlendi.

Çalışma katılımcılarının eğitim sonrasında aldıkları RULA skorları ve çalışma yeri etkileşim puanları arasında ters yönlü, kuvvetli ve istatistiksel olarak anlamlı bir ilişki vardı.Bu anlamlı ilişki çalışma postürünün çalışma yeri etkileşimini yakından göstermektedir.

4.9 Çalışanların çalışma yılları, yaşları ve bilgisayar kullanım düzeyleri ile davranış değişikliği parametleri arasındaki ilişkiler

Çalışanların çalışma yılları, yaşları ve bilgisayar kullanım düzeyleri ile davranış değişikliği parametleri arasındaki ilişkilere bakıldığında alınan sonuçlar Tablo 17'te gösterilmiştir.

Tablo.17. Yaş, bilgisayar kullanım süresi ile bilgi düzeyi değişimi ve davranış değişim parametreleri arasındaki ilişkiler.

	Tüm Grup		Cinsiyet			
			Kadın		Erkek	
	Ort	SS	Ort	SS	Ort	SS
Yaş (yıl)	37,30	8,68	35,77	7,89	40,66	9,48
Toplam PC kullanım süresi (yıl)	8,76	4,90	7,89	4,55	10,69	5,13
İlk test doğru sayısı	4,70	3,28	4,74	3,11	4,59	3,67
Son test doğru sayısı	9,58	0,81	9,63	0,68	9,47	1,05
RULA 1 (eğitim öncesi)	5,72	1,25	5,73	1,28	5,69	1,20
Çalışma yeri etkileşimi (eğitim öncesi)	6,39	1,90	6,27	1,89	6,66	1,93
RULA 2 (eğitim Sonrası)	5,11	1,12	5,09	1,18	5,16	0,99
Çalışma Yeri Etkileşimi (eğitim Sonrası)	7,99	1,47	8,01	1,48	7,94	1,46

Çalışma başlangıcında katılımcıların yaşlarına göre şikayet bildirim oranları açısından istatistiksel olarak anlamlı bir fark izlenmedi. Şikayet bildirim oranları yaştan bağımsızdı.

Eğitimden önce şikayet bildiren ancak eğitimden sonra şikayetlerinde düzelme görülen katılımcılar ile eğitim sonrasında hala şikayet bildirmeye devam eden katılımcılar yaşları açısından karşılaştırıldıklarında aralarında istatistiksel olarak anlamlı farklılık bulunamadı,daha genç yaştaki kişilerin iyileşme oranları eğitimle birlikte artmıyordu.

Yaş ve bilgisayar kullanım süresi ile şikayet bildirimi arasındaki ilişkiye bakıldığında alınan istatistiksel veriler Tablo 17'de gösterilmiştir buna göre Çalışma başlangıcında şikayeti olan ve olmayan katılımcıların toplam bilgisayar kullanım süreleri açısından aralarında istatistiksel olarak anlamlı bir fark yoktu daha fazla süre bilgisayar kullanımı ile şikayet artışı arasında bir ilişki yoktu.

4.10 Çalışanların davranış değişikliği parametreleri olan RULA ve ÇYE skorları ile şikayet bildirimleri arasındaki ilişkiler

Eğitim öncesi ve sonrasında şikayet oranları ile RULA skorlarının ilişkisine bakıldığında,çalışma başlangıcındaki ortalama RULA puanları şikayeti olanlarda 6.29 (±0.93) iken, şikayeti olmayanlarda 5.38 (±1.30) idi. Katılımcıların şikayet bildirme durumlarına göre karşılaştırıldığında RULA puanları açısından istatistiksel olarak anlamlı bir fark izlendi.

Şikayet bildirme durumu ile RULA puanları arasında doğru orantılı bir ilişki vardı ve şikayeti olanların RULA puanları daha yüksekti. Bu ilişkiye ait veriler Tablo 18'de gösterilmiştir.

Tablo.18. Eğitim öncesi ve sonrası şikayet oranları ile RULA değerlerinin ilişkisi

	Şikayet var	Şikayet yok
	n:62	n:40
RULA 1 / Eğitim öncesi	6,29	5,38
	n:38	n:64
RULA 2 / Eğitim sonrası	6	4,57
Şikayet bildirimi ile RULA skorları arasındaki ilişki $p<0.001$		

Şikayet bildirimi ile Çalışma yeri etkileşimi arasında ilişkiye bakıldığında ise, katılımcıların çalışma başlangıcındaki ortalama çalışma yeri etkileşimi puanları şikayeti olanlarda 5.63 (±1.60) iken, şikayeti olmayanlarda 7.58 (±1.72) idi.

Katılımcıların şikayet bildirme durumlarına göre karşılaştırıldığında çalışma yeri etkileşimi puanları açısından istatistiksel olarak anlamlı bir fark izlendi. Şikayet bildirme durumu ile çalışma yeri etkileşim puanları arasında bir ilişki vardı ve şikayeti olanların çalışma yeri etkileşim puanları daha düşüktü. Bu ilişkiyi gösteren veriler Tablo 19'da yer almaktadır.

Tablo.19. Eğitim öncesi ve sonrası şikayet oranları ile Çalışma yeri etkileşim skorlarının ilişkisi

	Şikayet var	Şikayet yok
	n:62	n:40
Çalışma yeri etkileşimi 1/Eğitim öncesi	5,63	7,58
	n:38	n:64
Çalışma yeri etkileşimi 2 / Eğitim sonrası	4,57	8,65
Şikayet bildirimi ile çalışma yeri etkileşim skoru arasındaki ilişki p<0.001		

RULA skorlarının kas iskelet sistemi ile ilgili risk faktörlerini belirlemede etkin olduğu şikayet bildirim oranları ile tespit edilmiştir. RULA skorlarına gore şikayeti olan grup katılımcılarının çalışma postürlerinin yakından izlenmesi ve bazı değişikliklerin yapılması gerekmektedir. Bu ilişki Tablo 20'da gösterilmiştir.

Tablo 20.RULA 1 Skorunun tüm grup ve şikayet bildirimine gore dağılmı

	Tüm Grup n=102	Şikayet var n=62	Şikayet yok n=40
RULA 1 Skorları	5,93	6,29	5,38

5. TARTIŞMA

Çalışmamız, bilgisayar kullanımının yol açtığı riskleri kişilerin eğitimi yolu ile en aza indirmek ve bunu geniş kitlelere ulaştırabilecek bir e-öğrenme sisteminin etkinliğini araştırmak üzere tasarlanmıştır.

Verileri tam olarak alınmış ve istatistik analizine dâhil edilmiş 102 kişinin demografik verilerinde kadın katılımcıların ağırlıklı olması dışında yorum yapmaya imkan veren bir sonuca ulaşılamamıştır. Bu sonuç bel boyun sağlığı ile ilgili problemlerin kadın ve erkeklerde aynı oranlarda görülebileceğini göstermekle birlikte daha çok katılımcı ile araştırılmalıdır.

Çalışmamızda kişilerin bilgisayar kullanımı ile ilişkili olduklarını düşündükleri şikayet oranlarına baktığımızda katılımcıların (n=62) %56.5'nin ağrı, %19.4'ünün gerginlik, %12.9'unun karıncalanma, %9.7'sinin sertlik ve %1.6'nın uyuşukluktan şikayet ettikleri saptanmıştır. Bu verilerin eğitimden sonra dağılımı ise (n=38) %68,4 ağrı, %18,4 gerginlik, %10,5 karıncalanma, %5,2 sertlik ve %2,6 uyuşukluk şeklinde olmuştur.

Şikayetlerin hangi bölgelerde görüldüğüne ilişkin sonuçlar a bakıldığında çalışmamızda, eğitimin şikayetlerin yerleşimi üzerinde herhangi bir etkisinin olmadığı bulunmuştur. Eğitim öncesi %6 baş bölgesi, %21 boyun bölgesi,%20 sırt,%21 bel,%25 üst ekstremite ve %7 alt ekstremite olarak görülen veriler eğitimden sonra sırasıyla %7,%18,%20,%18,%30 ve %7 olarak gerçekleşmiştir.

Verilen değerlerden de anlaşılacağı gibi eğitim öncesi ve sonrası grupta şikayet eden farklı kişiler mevcuttur, şikayet tipleri ve yerleşimi değişkenlik göstermektedir. Şikayetlerin tipi ve yerleşimi konusundaki tek tutarlı ilişki ağrının her koşulda en fazla şikayete konu olan semptom olduğudur. Ağrı nörobiliyolojisi göz önünde alındığında kişilerin içinde bulundukları hatalı duruşlar ile çalışma yeri ile uyumsuzlukların dokularımızda yer alan nosiseptörlerin uyarımına yol açtığı ve bu yolla ağrının tetiklenmesine neden olabileceği ileri sürülebilir. Bu noktada semptomların kişiler için ne anlam ifade ettiğinin daha detaylı sorgulanması yararlı olacaktır ancak genel hatlarıyla uyuşma ve karıncalanma gibi şikayetlerin sinir dokusunu etkileyen bir baskı sonucu oluştuğu bilinmektedir. Uyuşma ve karıncalanma şikayeti olanların daha hatalı oturdukları yada hatalı davrandıkları söylenebilir yada bu kişilerin arka planda sinir dokusunda baskıya neden olan bir sorunlarının varlığı öngörülebilir ise de katılımcı sayımızın şikayet tipleri ile duruş (RULA) ve çalışma yeri etkileşimi arasında bir ilişkiyi kanıtlamak için daha fazla denek sayısına gereksinim vardır.

Bunun yanında şikayet tiplerinin dağılımı ile cinsiyet arasında bir ilişki arandığında yine anlamlı bir sonuca ulaşılamamıştır.Bizim çalışmamızda, bu ilişkinin gösterilememesinin temel nedeni çalışmanın bu ilişkiyi göstermek amacıyla tasarlanmamış oluşu ve yine katılımcı sayısındaki yetersizliktir.Şikayet tiplerinin ağrı, karıncalanma, uyuşukluk, sertlik, gerginlik, kramp gibi çoklu parametrelere ayrılması ayrıca cinsiyet faktörünün eklenmesi istatistik olarak yüksek sayıda katılımcı gerektirmektedir.Benzer şekilde semptomların görülme sıklığı bakımından da anlamlı sonuçlara ulaşılamamıştır.Bizim bulduğumuz şikayet sıklığı Buna göre, eğitim öncesinde şikayetleri olan katılımcıların %43,5'i (n=27) her gün, %54.8'i (n=34) haftada bir ve üstü, %1.6'sı ise (n=1) ayda bir ve üstünde şikayet yaşadıklarını bildirmişlerdir.

Bilgisayar kullanımı ile kas iskelet sistem sorunlarınının ilişkisini gösteren ve bu şikayetlerin cinsiyetle, bilgisayar kullanım süresi ve frekansı ile olan ilişkisini araştıran bazıları çok yüksek katılımcı sayısıyla yapılan pek çok çalışma mevcuttur.

Katz ve arkadaşları, kas iskelet sistemi sorunlarını araştıran çalışmalarda her geçen gün daha fazla sayıda olmak üzere semptomlar üzerinden yapılan değerlendirmelerin ve fonksiyonel durumun değerlendirildiğini ifade etmişlerdir (88). Bu çalışmalardan birinde, Pascarelli ve arkadaşları bizim çalışmamıza benzer şekilde katılımcıların şikayetlerini ağrı, uyuşma, karıncalanma..vb şeklinde sorgulamış, sorun olduğunu ifade eden katılımcılara ortopedik testler yapılarak tanı koyma çalışması yapmış ve sonuçları şu şekilde açıklamışlardır: Omuz protraksiyonu %78, boyun düzleşmesi %71, Torasik outlet sendromu %70 ,servikal radikülopati %0,03, sempatik disfonksiyon %20, kompleks bölgesel ağrı sendromu % 0,6, parmak ve dirseklerde %50'den fazla oranda hiperlaksite,karpal tünel sendromu %8, kübital tünel sendromu %64, omuz impingementi % 13, medial epikondilit % 60, lateral epikondilit %33 ve periferal kas güçsülüğü %70 oranında ifade edilmiştir (89).

Gün ve arkadaşlarının yaptığı çalışmada yakınmalar: boyun ağrısı %77,1, sırt ağrısı %69,9,omuz ağrısı %67,5 ve el/bileklerde ağrı %43,4 şeklinde ortaya çıkmıştır (28).

Balcı'nın yaptığı uzmanlık tezi çalışmasında 1006 kişinin verileri esas alınmış, yakınmaların %58,5'inin kas iskelet sistemine ait yakınmalar olduğu tespit edilmiştir. Bu yakınmaların ise %29 oranında bel ağrısı,%28,8 sırt ağrısı ve %27,9 boyun ağrısıolarak ifade edildiği belirtilmiştir (90).

Eltayeb ve arkadaşlarının yaptığı çalışmada 250 katılımcının sonuçları incelenmiş %64 oranında boyun ve %41 oranında omuz semptomları tespit edilmiştir (91).

Lorusso ve arkadaşlarının 183 öğrenci üzerinde yaptıkları çalışmada günlük bilgisayar kullanımının, ara vermeden bilgisayar kullanımının ve hatalı postürlerde çalışmanın özellikle üniversite dördüncü sınıf öğrencilerini etkilediği ifade edilmiş en yoğun görülen semptomlar olarak 69%'la boyun,53%'le el/el bileği,%49 omuz ve %8 kol ağrısı ifade edilmiştir (92).

Kalusmann ve arkadaşları 1065 katılımcı ile yürüttükleri çalışmada bir yıla yayılan semptomların %55 boyun, %38 omuz bölgesi, %21 el/elbileği ve %15 oranında dirsek ve önkolu etkilediği bulunmuştur. Bu verilerin yanında boyun semptomlarının günde 6 saatten fazla çalışanlarda anlamlı şekilde artışa neden olduğu belirtilmiştir (93).

Avustralyada 3620 çalışan üzerinde yapılan araştırmada ise %29 oranında bel, boyun ve omurgaya ait yakınmaları olduğu %14'ünün ise başağrısı ve migren ataklarından şikayet ettiği tespit edilmiştir (4).

Bazı çalışmalar sadece semptom yada yakınmaları sorgulamakla kalmayıp, görülen semptomların cinsiyetler arası fark gözetip gözetmediğini sorgulamışlardır.Bizim çalışmamızda cinsiyet ile şikayet bildirimi arasında bir ilişki saptanmamıştır;Jensen'in yaptığı çalışmada çalışmamızla benzer sonuçlara ulaşılmış, 3475 katılımcının anket sorgulaması ile taranmış bulguların kadın ve erkek denekler için benzer oranlarda seyrettiği ifade edilmiştir (94).

Ancak, Akrouf ve arkadaşlarının 750 katılımcı ile yaptıkları bir başka çalışmada kadınların erkeklere göre daha fazla kas iskelet sistem sorunu yaşadığı ifade edilmiş oranlar %84,8(kadınlar) ve %74,2 (erkekler) olarak verilmiştir.Bu sonucun kadınlarla erkekler arasındaki iş yükü farkından, biyolojik yada antropometrik farklardan kaynaklanabileceği ifade edilmiştir (23).

Literatürde, cinsiyet yanında yaşın etkisinin beraberce incelendiği çalışmalar mevcuttur. Bizim çalışmamızda eğitim öncesinde ve sonrasında katılımcıların yaşlarına göre şikayet bildirim oranları açısından istatistiksel olarak anlamlı bir fark izlenmedi (p=0.066), şikayet bildirim oranları yaştan bağımsızdı ancak, Tornqvist ve arkadaşlarının 1283 kişi üzerinde yaptıkları çalışmada; semptomların, %67 boyun, %41 omuz ve %47 kol/el şeklinde görüldüğünü ifade etmişler bunun yanında semptomların kadınları daha çok etkilediği yaşın boyun ve omuz semptomları ile ilişkili olduğunu göstermişlerdir (95).

Yine başka bir çalışmada Holmström ve arkadaşları yaşanan kas iskelet sistemi sorunlarının yaşla ilgisini farklı sektörlerde araştırmışlar ve görülen şikayetlerin yaşla beraber arttığını ifade etmişlerdir (96).

Bilgisayar kullanımı ve neden olduğu sağlık sorunları konusunda artan çalışma sayısı sistematik incelemeleri gündeme getirmiş ve çalışmalarda ifade edilen kanıt düzeyleri sorgulanır olmuştur. Bu çalışmalardan birinde IJmker ve arkadaşları bilgisayar kullanım süresi ile çalışanlarda görülen şikayetlerin ilişkisini konu etmiş ve şu sonuçlara ulaşmışlardır: Mouse kullanımı ile el ve kolda görülen semptomların arasında orta düzey kanıta dayalı bir ilişki mevcuttur. Kullanım süresi arttıkça semptomların buna paralel şekilde arttığı ifade edilmektedir. Ancak bu orta düzey kanıtın boyun bölgesinde daha düşük olduğu ve klavye kullanımından çok mouse kullanımına dayandığı tespit edilmiştir. Bilgisayar kullanım süresi, mouse kullanım süresi ve klavye kullanım sürelerinin şikayetler üzerindeki etkisinin daha detaylı araştırılması gerektiği ifade edilmiştir (97).

Benzer şekilde, Waersted ve arkadaşları yaptıkları sistematik incelemede bilgisayar kullanımı ile kas iskelet sistemine ait semptomların ilişkisini araştıran 22 çalışmayı konu edinmişler ve şu sonuçlara ulaşmışlardır:

- Bilgisayar kullanım süresinin ve mouse kullanımının bilek tendinitine ve önkol sorunlarına neden olduğuna ilişkin sınırlı kanıt mevcuttur.
- Bilgisayar mouse kullanımımın boyun gerginlik sendromuna yol açtığına dair sınırlı sayıda kanıt mevcut ancak kalvye ile geçirilen zamanın ilişkisi daha yetersiz düzeyde tespit edilmiştir.
- Bu sistematik incelemede daha nitelikli çalışmalara ihtiyaç olduğu ifade edilmektedir (98).

Katılımcıların şikayetleri ile ilgili dikkati çeken en önemli veri eğitim sonrasında şikayet bildirim oranlarının azalmasıdır. Eğitimden önce 62 kişi şikayet ifade ederken eğitimden sonra şikayet bildiren kişi sayısı 38'e düşmüştür. Bu sonuç istatistiksel olarak anlamlı olsa da, İki ölçüm arasında geçen 45 günlük süre içinde kişilerin şikayetlerinin azalmasına neden olabilecek pek çok faktör olduğu gözönünde bulundurulmalıdır. Çalışmaya dahil edilme kriterleri içinde kişilerin ilgili semptomlara yol açabilecek farklı problemlerinin olup olmadığı yer almamaktadır ancak sorgulamalarda şikayet bildirimi "*bilgisayar kullanımı ile ilişkili olduğunu düşündüğünüz yakınmalar*"şeklinde yönlendirilmiştir. Çalışmamıza benzer şekilde eğitimden sonra şikayet bildiriminin azaldığını gösteren çalışmalar mevcuttur.

Jeffrey ve arkadaşlarının 170 katılımcı ile yaptıkları çalışmada eğitimden 1 yıl sonra yapılan değerlendirmede, başın pozisyonu ile farenin pozisyonunun olumlu yönde değiştiği tespit edilmiştir. Bulara ek olarak, katılımcıların kas iskelet sistem şikayetlerinin şiddetinde %83'e varan oranlarda azalma ile çalışanların çalışma düzeni ve çalışma alışkanlıkları konusunda olumlu değişiklikler saptanmıştır. Bu sonuçlar ofis ergonomi eğitimlerinin olumlu sonuçlarını ortaya koymaktadır ancak bulgular limitlidir çünkü genellikle katılımcının kendi ifade ettiği sonuçlara dayanmaktadır (99).

Benzer şekilde Street ve arkadaşlarının 23 bilgisayar çalışanı üzerinde yaptıkları pilot çalışmada kısa sürede ve iş düzenine en az müdahale edecek şekilde verilen ergonomi eğitiminin dahi çalışma postürü üzerinde hızlı şekilde olumlu etki gösterebileceği ifade edilmilştir (5).

Yine, Robertson ve arkadaşlarının yaptığı diğer bir çalışmada, iş yeri düzeni değiştirilen ve ergonomi eğitimi alan grubun kas iskelet sistemi ile ilgili şikayetlerinin, sadece iş yeri düzenlemesi yapılan ya da hiçbir girişim yapılmayan gruba göre anlamlı şekilde azaldığı tespit edilmiştir (59).

Bu konuda ülkemizde yapılan çalışmalardan birinde Dalkılınç ve arkadaşları, 15'i, kadın 25'i erkek 40 kişiden oluşan gruba ergonomi eğitimi vermiş, kas iskelet sistemini etkileyen ağrının, postüral risk faktörlerinin ve işle ilgili ergonomik risklerin azaldığını bulmuşlardır (68).

Ergonomi eğitimleri ve iş yeri düzenlemenin kas iskelet sistem sorunlarını azalttığı ve görme ile ilişkili şikayetleri azalttığına dair kanıtlar mevcuttur (62, 100-103).

Şikayet bildirim oranlarının azalması yanında çalışmamız sonunda ulaşılan anlamlı verilerden bir diğeri çalışanların bilgi düzeyindeki değişimdir. Çalışma katılımcılarının bilgi düzeylerindeki değişimi ölçmek için eğitimin öncesinde ve sonrasında uygulanan ve 10 üzerinden puanlanan bilgi düzeyi anketinin sonuçları değerlendirildiğinde çalışma grubu genelinde alınan puan ortalaması ilk yapılan ankette 4.70 (±3.28) puan, son yapılan ankette ise 9.58 (±0.81) puan olarak bulunmuştur. Eğitim öncesi bilgi düzeyi ile eğitim sonrası bilgi düzeyi arasındaki fark istatistik olarak anlamlı bulunmuştur. Çalışanlar eğitim öncesi bilmediklerini ifade ettikleri konuları eğitimden sonra bildiklerini ifade etmişlerdir.

Çalışmamızın sonuçlarına paralel olarak, ergonomi eğitimlerinin çalışanların bilgi düzeyini arttırdığı farklı çalışmalarda da gösterilmiştir.

Robertson ve arkadaşlarının 2009 yılında yayınladıkları çalışmada ofis ergonomisi ile ilgili eğitim sonrasında kişilerin ergonomik bilgi ve farkındalık düzeylerinde anlamlı bir artışın olduğu ifade edilmiştir (104).

Yine Amick ve arkadaşlarının yaptıkları diğer bir çalışmada, çalışanların ergonomik riskleri tespit etme ve düzeltme yönündeki bilgi düzeylerinin arttığı ifade edilmektedir (105).

Çalışmamızda davranış değişikliğini ölçen diğer iki önemli parametre mevcuttur ve bunlar RULA ile Çalışma Yeri Etkileşim skorlarıdır. Çalışanların edindikleri bilgileri hem çalışma postürlerine hemde çalışma yeri ile ilgili etkileşimlerine uyarlama beceri kazanmaları beklenmektedir.

Çalışmamızda, eğitimin çalışanların postürü üzerindeki etkisini ölçen

RULA skorlarındaki değişimler karşılaştırıldığında ise istatistiksel olarak anlamlı fark olduğu görüldü ve eğitimden sonra RULA skorlarının düştüğü belirlendi.Bu değişimler cinsiyetlere göre incelendiğinde ise her iki cinsiyet grubunda eğitim öncesi ve sonrası RULA skorları açısından istatistiksel olarak anlamlı farklılık olduğu tespit edildi ve her iki cinsiyette de eğitim sonrasında RULA puanları azaldı.RULA skorlarındaki bu azalma katılımcıların çalışma postürlerinde olumlu yönde anlamlı düzelmeye işaret etmektedir. Kötü çalışma postürleri, kas iskelet sistemi yaralanma ve hastalıkları açısından çok önemli risk faktörleri arasındadır. Günün büyük bir kısmını masa başında çalışarak geçiren kişilerde oturma postürlerini düzeltmek kas iskelet sistemi yaralanmaları için risk faktörlerini azaltmada çok önemlidir. Çalışmamızda oluşturulan önleme programının katılımcıların daha düzgün postürlerle çalışmaya başlamalarına yol açması, eğitimin başarılı bir sonucu olarak düşünülmektedir.

Çalışma katılımcılarının eğitim öncesi ve sonrasında çalışma yeri etkileşim puanlarında olan değişimler karşılaştırıldığında ise yine istatistiksel olarak anlamlı fark olduğu görüldü. Çalışanlar eğitimden sonra çalışma yeri ile etkileşimlerinde olumlu değişiklikler yapmışlardı.Örneğin ayakları çalışma sırasında yere temas etmeyen bir çalışan eğitimden sonra bu teması sağlayacak bir çözüm geliştirmişti.Burada çalışanlara sorgulama sonrası verilen geri bildirimlerin önemli olduğu düşünülmektedir. Çalışanlar çalışma yeri etkileşimi için doldurdukları 10 maddelik bölüm sonunda "çalışma ortamı ile ilgili olarak hayır cevabı verdiğiniz hususları lütfen düzeltiniz" şeklinde yazılı bir geri bildirim almışlardır.

Çalışmamızda olduğu gibi, ergonomi eğitimleri ile çalışanlarda davranış değişikliği sağlanabildiğine dair veriler mevcuttur.Çalışma katılımcılarının eğitim sonrasında aldıkları RULA skorları ve çalışma yeri etkileşim puanları arasında ters yönlü, kuvvetli ve istatistiksel olarak anlamlı ilişki ise çalışma postürünün çalışma yeri etkileşimini yakından göstermektedir.Robertson ve arkadaşları yaptıkları çalışmada, katılımcılara eğitimin yanında ayarlanabilir sandalye sağlamışlar, edinilen bilginin uygulama alanı bulduğunu ve çalışanların davranış değişikliğine yol açtığını ifade etmişlerdir.Aynı çalışmada değişimin ayarlanabilir sandalye sağlanması ile daha etkin kılınabileceğini ifade etmişlerdir (104).

Çalışmamızda katılımcıların ayarlanabilir sandalye imkanlarının olup olmadığı sorgulanmamıştır, ancak bilgi düzeyi ve davranış değişikliğinin çalışma ortamında uygulanma şansı bulması ancak bu yolla mümkün görünmektedir.Bu konuda yapılacak farklı çalışmalarda çalışma ortamının ergonomik olma özelliklerinin sorgulanması eğitimin etkinliği açısından yararlı olacaktır.

Çalışmamızda davranış değişikliğini ölçümlemek için seçilen RULA değerlendirme skorları şikayeti olan katılımcılarda daha yüksek bulunmuş buradan yola çıkarak RULA değerlendirme yönteminin ergonomik risk faktörlerini belirlemede hassas olduğu görülmüştür. Bu sonuç, değerlendirme sistemini geliştiren Corlett ve Mc Atamneyin bulguları ile uyumludur.(86)

Literatürde ergonomi eğitimlerinin etkin olduğuna dair pek çok çalışma mevcuttur ancak çalışmamızın bu çalışmalardan temel bir farkı bulunmaktadır. Çalışmamız ergonomi eğitiminin e-öğrenme yolu ile sunumunu ve bu sunumun etkinliğini sorgulamak üzere tasarlanmıştır, bu çerçevede e-öğrenme sistemlerinin etkinliğini ölçen çalışmalarda tartışma kapsamına alınmıştır.

E-öğrenme çok farklı alanlarda uygulanan bir eğitim stratejisi haline gelmiştir. Bugün, sağlık profesyonellerinin eğitimi, hasta eğitimi, farklı sektörlerden çalışan eğitimleri, üniversite eğitimleri ya da okul çağı çocuklarının eğitimi için çok farklı eğitimler bulmak mümkündür (106,107).

De Fiore L'nin 2010 yılında yayınladığı ve sağlık çalışanlarının e-öğrenme yöntemi ile eğitimini içeren çalışmasında şu ifadelere yer vermiştir. "*Sistematik incelemeler e-öğrenmenin klasik eğitim yöntemlerine benzer şekilde etkin olduğunu göstermektedir. Bu aşamadan sonra dikkatimizi, daha iyi bir sağlık hizmeti için sağlık çalışanlarının performansını nasıl arttıracağımıza ve bunu yaparken e-öğrenmeyi ne zaman ve nasıl kullanacağımıza yönlendirmeliyiz.*" (108).

Benzer şekilde Hadley ve arkadaşlarının yaptığı çalışmada da kanıta dayalı tıp eğitiminde -öğrenmenin etkinliği denetlenmiş sonuç bölümünde E-öğrenme programının bilgi düzeyini arttırmada standart örgün eğitim kadar etkin olduğu ifade edilmiştir. Bu sonucun yanında e-öğrenmenin etkinliğini arttırabilmek için eğitim materyalinin ve müfredatın standardize edilmesinin gerekliliği vurgulanmıştır (109).

E-öğrenmenin sadece teorik değil klinik eğitimlerde de kullanılabileceği öngörümektedir. Ackermann O ve arkadaşlarının yaptığı çalışmada e-öğrenmenin ortopedik cerrahi eğitimleri üzerindeki etkinliği araştırılmış ve e-öğrenmenin uygulanabilir ve maliyet açısından anavtajlı olduğu vurgulanmıştır (110).

E-öğrenmenin davranış değişikliği yaratmada etkin olup olmadığı araştırmalara konu olan diğer bir konudur. Edwards ve arkadaşları e-öğrenmenin kişilerin diyet düzenlerini etkileyip etkilemediğini araştırmak üzere bir protokol geliştirmişler ve sistematik inceleme çalışması başlatmışlardır (111).

Benzer şekilde, Hung ve arkadaşları adölesanlardaki kilo problemine e-öğreme yolu ile çözüm aradıkları çalışmalarda eğitimden sonra vücut kitle indeksinde, kalça çevresi ölçümlerinde ve triceps yağ oranında olumlu değişiklikler tespit etmişler, fiziksel uygunlık parametrelerinde ¾ oranında gelişme dağlamışlardır. Sonuç olarak e-öğrenme programının obez adölesanların kilo kaybetmelerinde yarar sağladığı ifade edilmiştir (112).

Ergonomi eğitimlerinin e-öğrenme yolu ile sunumu ve etkinlik denetimi çalışmalarında bakıldığında bu konudaki çalışmaların sınırlı olduğu görülmektedir. Bu konuda daha önce yayınlamış veriler, Cohen ve Culligan'ın 1998 yılında yayınlanan çalışmasında özetlenmiş Mesleki Sağlık ve Güvenlik konusunda eğitimin gerekliliği ifade edilmiş, eğitim stratejileri içinde kas iskelet sistem yaralanmalarının önlenmesinin de yer aldığı belirtilmiştir (81).

Moore ergonomi programları üzerine yaptığı araştırmada ergonomi programlarında eğitimin önemli bir komponent olarak yer aldığını vurgulamış, şirketlerin ergonomik girişimlerde bulunurken eğitimin dahil olduğu karma sistemleri tercih ettiğini ifade etmiştir (113).

E- öğrenmenin kullanımının giderek arttığını gösteren bu çalışmalar dikkate alındığında ergonomi ile ilgili rehabilitasyonçalışmalarında bu konuya daha çok önem verilmesi gerektiği ortaya çıkmaktadır.

Nathan'ın 2004 yılında yaptığı çalışmada ise ofis ergonomisi ile ilgili iki farklı yöntemin etkinliği karşılaştırılmış, web tabanlı eğitimin eğitmen eşliğinde verilen eğitimden daha etkin olduğu sonucuna varılmıştır. Etkinlik araştırmasında, Kirkpatrick kriterleri arasında yer alan reaksiyon, bilgi düzeyindeki değişim ve davranış değişiklikleri incelenmiştir.

Nathan daha önceki çalışmalarda Kirkpatrick kriterlerinin bir ya da iki parametresi üzerinde araştırmaların yapıldığını ifade etmiş bu şekilde yapılan araştırmaların eğitimin etkinliği konusunda yeterince fikir vermediğini ileri sürmüştür (77,79).

Yaptığımız çalışmada bizde bu görüşten yola çıkarak Kirkpatrick kriterlerinin 4'ünü değerlendirmek üzere planlama yapılmıştır, ancak şirketlerin sağlık istatistiklerini paylaşmama konusundaki ısrarları nedeniyle eğitimin ekonomik parametreler/sağlık istatistikleri üzerindeki etkinliği denetlenememiştir. Çalışmamızda reaksiyon, bilgi düzeyi değişimi ve davranış değişiklikleri ölçümlenmiş ancak ekonomik veriler üzerinden bir değerlendirme yapmak mümkün olmamıştır ancak ergonomik eğitimlerin maliyet etkin sonuçlar doğurduğunu gösteren çalışmalar mevcuttur.

Bidassie ve arkadaşları yaptıkları ekonomik analizlerde tazminat ödemeleri ve iş kaybı gibi süreleri heaplamışlar ergonomik programın uygulandığı 13 yıl içinde kümülatif travma bozukluklarının %53 oranında azaldığını, iş günü kaybının %71 oranında azaldığını karpal tünel görülme sıklığının %50 oranında azaldığını ifade etmişlerdir, ancak çalışmamızda bu verilere ulaşma imkanı olmamıştır (114).

Bizim çalışmamızda e-öğrenme sistemi gönüllü bir kuruluş tarafından hazırlanmış, sunum ve geri bildirim toplama kanalları gibi hizmetlerin hepsi bu kuruluş tarafından sağlanmıştır. Çalışmamızda kullanılan e-öğrenme programının içerik,geliştirme,sunum ve takibi için ortalama maliyet oranları 10.000 ila 30.000 TL arasında değişmektedir.Bu rakamlar kullanıcı sayısı, kurumun beklentileri ve e-öğrenme programının raporlanması gibi kriterler ölçüsünde daha yukarılara çıkabilmektedir.Bu çerçevede e-öğrenme programlarının bir kez ortaya çıkan bu maliyetinin karşılanması ile potansiyel olarak eğitim programının dilini anlayan herkese sunulabileceği varsayıldığında kesinlikle ekonomik bir eğitim seçeneği olduğunu söylemek mümkündür.

Ortalama bir e-öğrenme programının kuruma 50.000TL'ye malolduğunu düşünüldüğünde,

Kurum 100 kişi ise 50.000/100=500TL/kişi başı maliyet

Kurum 1000 kişi ise 50.000/1000= 50 TL/kişi başı maliyet

Kurum 10.000 kişi ise 50.000/10.000=5 TL kişi başı

maliyet oluşacaktır.

E-öğrenme programlarının kurumsal sunumunda kullanıcı başı maliyet sistemi uygulanmaktadır bu nedenle e-öğrenmenin kullanıcı sayısı fazla olan kurumlar için daha uygun bir seçenek olduğu söylenebilir. Bir personelin çalıştığı yerden fiziksel olarak ayrılmadan, seyahat etmeden ve kurum için fiziksel bir eğitim mekanı gerektirmeden bu eğitimi almış olması son derece ekonomik bir yoldur.

Bu noktada gözönünde bulundurulması gereken diğer bir konu eğitime verilen reaksiyondur.Reaksiyon ölçütü eğitimin tamamlanması olarak belirlenmiş ve bu oran %61,7 olmuştur. Kurumsal eğitimlerde ve kurumun önerimi yolu ile sunulacak eğitimlerde bu oranın çok daha yüksek seyredeceği düşünülmektedir.

Çalışmamızın Limitasyonları

Çalışmamızın limitasyonları temel hatlarıyla şunlar olmuştur:

Çalışanların şikayet bildirim oranları azalmış ancak bu azalmanın ölçümlendiği 45 günlük süre içinde çalışanların farklı bir çözüm arayışı içine girip girmedikleri tespit edilememiştir. Bu çerçevede semptomların günlük takibi ile süreklilik arzedenlerinin tespiti ve bilgisayar kullanımı ile ilişkisi kesinleştirilmiş semptomlar üzerinden bir çıkarım yapmak daha sağlıklı sonuç doğuracaktır.

Çalışmamızda kişilerin online sistem ile kendilerine ait raporları göndermeleri başka bir limitasyon olarak öne çıkmaktadır, kişiler gerçekte varolmayan düzelme sonuçları rapor edebilirler ve sonuçlarımız kişilerin doğru bilgileri sundukları varsayımı üzerine inşa edilmiştir.

Çalışmamızdaki diğer bir limitasyon ise şifre ve kullanıcı adı sağlanmasına rağmen verilerin farklı kişiler tarafından sağlanmış olabilme ihtimalidir.

Çalışmamız bu limitasyonlara rağmen kas iskelet sistemi yaralanmalarının önlenmesinde ergoterapi ve fizyoterapi yaklaşımlarının e-öğrenme ile birleştirilmesinin etkili sonuçlar doğurabileceğini göstermiştir.

6. SONUÇ VE ÖNERİLER

Çalışmamızın gerçekleşmesi için Innesin önerdiği süreç takip edilmiş bir sağlık profesyonelleri kapsamında ergonomi eğitimleri konusunda yetkin olan fizyoterapist ve ergoterapistlerin e-öğrenme yolu ile alana ne katkı sağlayabileceği gösterilmeye çalışılmıştır. İçerik oluşumunda fizyoterapi biliminin çalışma postürleri, egzersizler ve kas iskelet sistem hastalıkları ile ilgili sağladığı bilgiler yanında ergoterapi biliminin günlük yaşam önerileri, iş yeri düzenlemeleri, fiziksel ve mental performansı artıracak önerileri ile çevre koşulları noktasında sunacağı tüm önerilerden yararlanılmıştır.

Çalışmanın sunumunda teknik destek sağlayan kurumun kapasitesi ve e-öğrenme konusundaki deneyimleri de son derece önem kazanmaktadır.

Sonuçlarımız eğitimin yaş, bilgisayar kullanım süresi ya da cinsiyetten etkilenmeden herkeste olumlu değişiklikler yarattığını göstermiştir.

E-öğrenme yolu ile sunulan eğitimin kişilerin şikayet bildirim oranlarında, bilgi düzeylerinde ve davranışlarında değişiklik yaratabileceği gösterilmiştir. % 61,7 düzeyindeki eğitim programına katılım oranının oranın daha yukarı seviyelere ulaşımı için, kullanıcılara yönelik memnuniyet anketleri düzenlenerek katılımcıların hangi nedenlerle katılım gösterip, göstermediklerini sorgulamak ve bu sonuçlara yönelik çözümler geliştirmek yararlı olacaktır.

Eğitimin uzunluğu katılımı olumsuz etkileyen bir faktör olarak ön plana çıkmaktadır katılımcılar yapılan sözel görüşmelerde kısa ve özet eğitimlere daha kolay katılım gösterdiklerini ifade etmişlerdir.Yeni geliştirilecek e-öğrenme programlarında eğitim süresini kısaltıcı çalışmalar yapılmalıdır.

Çalışmamız kişilerin bilgi düzeyinde anlamlı ve olumlu yönde bir değişimin e-öğrenme yolu ile sağlanabileceğini göstermiştir. Sonraki aşamada bu eğitmin geniş kitlelere sunumu ve bu sonuçların izlenmesi yer almalıdır.

Çalışanların eğitimle aldıkları bilgileri davranış değişikliğine dönüştürüp, çalışma postürlerine ve çalışma yeri ile olan etkileşimlerine yansıttıkları görülmüştür. Bu çerçevede bilginin alınması, özümsenmesi ve günlük hayata uygulanması ile ilgili süreçlerin daha detaylı araştırılması ve daha etkin öğretim yolları var ise ergonomi eğitiminin e-öğrenme yolu ile sunumu revize edilmelidir.

Çalışmamızda çalışanlara ait sağlık istatistikleri kurumlar izin vermedikleri için analize dahil edilememiştir.Çalışma öncesinde kurum yöneticilerinin bu konuda daha kapsamlı bilgilendirilmesi ve ekonomik analizlere neden ihtiyaç duyulduğunun daha net ifade edilmesi gerekmektedir

Çalışanların günlük iş düzeninin telaşı içinde çok kapsamlı formları doldurmak istemedikleri yapılan bireysel görüşmelerde ifade edilmiştir, bu nedenle çok daha kısa ancak doğru sonuçlara ulaşmamızı sağlayacak anket ve değerlendirme yöntemleri geliştirilmelidir. Semptomlar daha basit bir formda günlük şeklinde kaydedilmeli ve istikrarlı semptomlar dikkate alınarak, semptomla ilişkili olabilecek yapısal/sistemik hastalıklar hariç tutma krtierlerine dahil edilmelidir.

Çalışmamızın katılımcıların kendi ifadelerine dayanan verileri kullanması yada şifre güvenliği gibi limitasyonları olsa da, çalışanlar için son derece kapsamlı bir eğitim sağlamış bunun yanında kurumlara çalışanlarla ilgili risk faktörlerini ve şikayet durumlarını tespit etme imkanı sunmuştur. Kurumlar çalışan sayısı kaç olursa olsun etkin ve hızlı bir şekilde tarama gerçekleştirebilir ve sorunu olan çalışanları için özelleşmiş bir ergonomik girişimi gündemlerine alabilirler ve bu yolla kas iskelet sistemi yaralanmalarının kurumda yaratacağı ekonomik kayıpları en aza indirebilirler.

Kurumlar risk faktörleri yüksek kullanıcıları tespit etmeli, risk faktörleri ile görülen şikayetlerin ilişkili olanlarını ayırarak bu kişilerden kaçının yıl içinde sağlık hizmeti almak için başvuruda bulunduğunu takip etmelidir. Bu program risk faktörleri ile şikayetlerin hızlı taramasını yapmada yararlı olacaktır ancak sonraki aşamalar kurumun sağlık sisteminin kullanıcıyı yakından takibini gerektirmektedir.

Sonuçların ekonomik boyutlarının gösterilmesi önemlidir çünkü programın oluşumunda rol alan fizyoterapist ve ergoterapistlerin sadece içerik oluşturma ile değil oluşturulan içeriğin etkinliği ile de yakından ilgilenmeleri gerekmektedir. Bu konu ile ilgili yeni çalışmalar yapılmasında yarar vardır.

Sonuç olarak, çalışmamız risk faktörlerinin azalmasına, farkındalık düzeyinin artmasına, çalışma postüründe ve çalışma yeri etkileşiminde olumlu yönde değişiklikler oluşmasına ve dolayısı ile kas iskelet sistemi yaralanmalarının önlenmesinde e-öğrenme yolu ile uygulanan ergoterapi ve fizyoterapi yaklaşımlarının etkili olduğunu göstermiştir. Çalışmamız, ülkemizde ergonomik eğitiminin ilk kez e-öğrenme yolu ile sunumunun ve bu programın etkinliğinin nasıl ölçüleceği ile ilgili fikir oluşturması açısından bundan sonraki çalışmalara yol gösterici olacaktır.

KAYNAKLAR

1) Rempel, D.M., Krause, N., Goldberg, R., Benner, D., Hudes, M, & Goldner, G.U. (2006). A randomized controlled trial evaluating the effects of two workstation interventions on upper body pain and incident musculoskeletal disorders among computer operators. *Occupational and Environmental Medicine*, 63, 300 – 306.
2) Schneider E., Irastorza X., (2010). Work-related musculoskeletal disorders in the EU – Facts and figures, European Risk Observatory Report, European Agency for Safety and Health at Work, Luxembourg: *Publications Office of the European Union*,
3) Greene BL, DeJoy DM, Olejnik S.,(2005). Effects of an active ergonomics training program on risk exposure, worker beliefs, and symptoms in computer users., *Work.*,24(1):41-52
4) The Health of Australia's Workforce,(2005). 4-6, *Monash University & Medibank Private Publication, November Issue*
5) Street SL, Kramer JE, Harburn KL, Hansen R, MacDermid JC., (2003). Changes in postural risk and general health associated with a participatory ergonomics education program used by heavy video display terminal users: a pilot study., *J Hand Ther.* Jan-Mar;16(1):29-35
6) Tittiranda, P., Burastero, R., & Rempel D. (1999). Risk factors for musculoskeletal disorders among computer users. *Occupational Medicine: State of the Art Reviews*,14, 17-38
7) Wahlström J., Ergonomics, musculoskeletal disorders and computer work.(2005). *Occup Med (Lond)*.May;55(3):168-76. Review.
8) Aaras, Horgan, Bjorset, Ro, & Thoresen, Musculoskeletal, visual and psychosocial stress in VDU operators before and after multidisciplinary ergonomic interventions.,Appl.Ergon.1998 Oct;29(5):335-354
9) Kayıhan, Hülya., Hazar, Gonca., Uyanık, Mine., Dülger, Tülin., (1995). "Büro Çalışanlarında Çalışma Şartlarına Bağlı Ergonomik Risk Faktörlerinin Değerlendirilmesi". *5. Ergonomi Kongresi, Milli Prodüktivite Merkezi Yayınları* No: 570, 369-376, İstanbul

10) Özcan E., Kesiktaş N. (2007). Mesleki Kas İskeler Hastalıklarından Korunma ve Ergonomi*İş Sağlığı ve Güvenliği Dergisi*, Sayı 34, 6-9

11) AYDENIZ, A et al. (2008) Musculoskeletal Disorders among Computer Users, *Turk J Med Sci*,38 (3): 235-238

12) *Resmi Gazete* Tarihi/Sayısı: 23.12.2003 / 25325

13) TÜİK, *Girişimlerde Bilişim Teknolojileri Kullanımı Araştırması*, 2010,Sayı 195, www.tuik.gov.tr: Erişim tarihi 24.11.2010

14) *Bureau of Labor Statistics*, Economic news release, http://www.bls.gov/news.release/ciuaw.nr0.htm: Erişim tarihi 19.01.2011

15) Van den Heuvel SG, de Looze MP.(2003) Hildebrandt VH, et al. Effects of software programs stimulating regular breaks and exercises on work-related neck and upper-limb disorders. *Scand J Work Environ Health* 2003; 29: 106–116.

16) OECD Science, Technology and Industry.(2007). *Scoreboard* 2007 Edition ISBN 978-92-64-03789-2 © OECD

17) US Department of Labor, Bureau of Labor Statistics.(1999). Workplace Injuries and Illness in 1999, *USDL* 00-357.

18) Bernard, B. (Ed.), (1997). Musculoskeletal Disorder and Workplace Factors: A Critical Review of Epidemiological Evidence for Work-Related Musculoskeletal Disorder of the Neck, Upper Extremity, and Low Back. *NIOSH*, Cincinnati, OH.

19) Foye PM, Cianca JC, Prather H. (2002). Industrial medicine and acute musculoskeletal rehabilitation. 3. Cumulative trauma disorders of the upper limb in computer users. *Arch Phys Med Rehabil*; 83: S12-15, S33-39.

20) Sen and Stanley Richardson,(2007). A study of computer-related upper limb dıscomfort and computer vision syndrome, *j. Human ergol.*, 36: 45-50,

21) Tittiranonda, P., Rempel, D., Armstrong, T., Burastero, S., (1999). Effect of four computer keyboards in computer users with upper extremity musculoskeletal disorders. *Am. J. Ind. Med.* 35, 647–661

22) Marcus, M., Gerr, F., Monteilh, C, Ortiz, D J., Gentry, E., Cohen, S., Edwards A., Ensor C, & Kleinbaum, D. (2002). A prospective study of computer users: 1. study design and incidence of musculoskeletal symptoms and disorders. *American Journal of Industrial Medicine*, 41,221-235.

23) Q.A.S. Akrouf J.O. Crawford, A.S. Al-Shatti and M.I. Kamel,(2010). Musculoskeletal disorders among bank office workers in Kuwait, *Eastern Mediterranean Health Journal, EMHJ* • Vol. 16 No. 1

24) Cook C, Burgess-Limerrick R, Chang SW.(2000). The prevalence of neck and upper extremity musculoskeletal symptoms in com-puter mouse users. *International journal of industrial ergonomics*, 2000, 26(3):347-56.

25) Sillanpaa J. et al.(2003). Health system programme to reduce work disability related to musculoskeletal disorders. *Annals of internal medicine*, 2005, 143(6):404-14.

26) Abasolo L. et al. (2005) A health system programme to reduce work disability related to musculoskeletal disorders. *Annals of internal medicine*,143(6):404-14.

27) Gün i, Özer A, Ekinci E, Öztürk A.(2004). Bilgisayarla çalışan kişilerin ifade ettikleri sağlık Sorunları ve bilgisayar kullanım özellikleri, *Erciyes Tıp Dergisi* 26 (4) 153-157,

28) Mbaye I, Fall MC, Sagnon A, Sow ML. Survey of pathology associated with the use of videodisplay terminals. *Dakar Med* 1998, 43: 37-40.

29) Perventing Work Related Musculoskeletal Disorders, *Magazine of the European Agency for Safety and Health at Work Issue*: 3, 14-16

30) Şahin HA, Şahin HG.(1998) Bilgisayarların oluşturduğu sağlık sorunları. Türk *Aile Hekimliği Dergisi*, 2: 174-178.

31) Ortiz-Hernandez L, Tamez-Gonzalez S, Martinez-Alcantara S, et al. Computer use increases the risk of musculoskeletal disorders among newspaper office workers. *Arch Med Res* 2003; 34: 331-342.

32) Ali AYDENİZ, Savaş Gürsoy (2008) Upper Extremity Musculoskeletal Disorders among Computer Users, *Turk J Med Sci*,38 (3): 235-238

33) Wilson A.(2002).Effective Management of Musculoskeletal Injury,*Churchill Livingstone*,6-9,45

34) Bernard P.B.(1997). Musculoskeletal Disorder s and Workplace Factors - A Critical Review of Epidemiologic Evidence for Work-Related Musculoskeletal Disorders of the Neck, Upper Extremity, and Low Back,US Department of Health and Human Services,Public Health Service,Centers for Disease Control,National Institute of Occupational Safety and Health, http://www.cdc.gov/niosh/docs/97-141/pdfs/97-141.pdf Erişim tarihi,12 Ocak 2011

35) Guidance on using computers and preventing RSI2. (2003) HSE press release E030:03. Caerphilly, United Kingdom, *Health and Safety Executive*, http://hse.gov.uk/press/2003/e03030.htm, Erişim tarihi, 15 Ocak 2011

36) Inspection Pack - Musculoskeletal Disorders (2007), *Health and Saftey Executive*, www.hse.gov.uk Erişim tarihi 24 Ocak 2011

37) Amell, T., & Kumar, S. (2001). Work-related musculoskeletal disorders: design as a prevention strategy. A Review. *Journal of Occupational Rehabilitation*, 11, 255 - 265.

38) Webster, B.S., Snook, S.H., (1994). The cost of compensable upper extremity cumulative trauma disorders. *Journal of Occupational Medicine* 36, 713-727.

39) Lewis, R.J., Fogleman, M., Deeb, J.M., Crandall, E., Agopsowicz, D., (2001). Effectiveness of a VDT ergonomics training program. International *Journal of Industrial Ergonomics* 27, 119-131

40) Düger, T., Uyanık, M., Kayıhan, H., Hazar (Bumin) G.(1995)."Çalışma Yerinin Ergonomik Analizi", *5. Ergonomi Kongresi- Ergonomi ve Toplam Kalite Yönetimi, Milli Prodüktivite Merkezi Yayınları*, No:570:397-405, 15-17 Kasım, İstanbul

41) Bohr, P., (2000). Efficacy of office ergonomics education. *J. Occup. Rehab.*10 (4), 243-255.

42) Ketola, R., Toivonen, R., Hakkanen, M., Luukkonen, R., Takala, E.,Viikari-Juntura, E., Expert Group in Ergonomics,(2002). Effects of ergonomic intervention in work with video display units. *Scand. J.Work Environ. Health* 28 (1), 18-24.

43) Robertson, M.M., O'Neill, M.J.,(1999). Effects of environmental control on performance, group effectiveness and stress. In: Proceedings of the *43rd Annual Meeting of the Human Factors and Ergonomics Society, vol. CD-ROM*. Human Factors and Ergonomics Society, Santa Monica, CA, pp. 552-556

44) Michelle Robertson,, Benjamin C. Amick, Kelly DeRango, Ted Rooney, Lianna Bazzani, Ron Harrist, Anne Moore. (2009). The effects of an office ergonomics training and chair intervention on worker knowledge, behavior and musculoskeletal risk, *Applied Ergonomics* 40 124-135

45) Haines, H.M., & Wilson, J.R. (1998). Development of a framework for participatory ergonomics. *London: HSE Books.*

46) Cole, D., Rivilis, I., Van Eerd, D., Cullen, K., Irvin, E., & Kammer, D. (2005).Effectiveness of Participatory Ergonomic Interventions: A Systematic Review.*Institute for Work and Health.*

47) Culvenor, J., Else, D., (1997). Finding occupational injury solutions: The impact in creative thinking. *Safety Science* 25, 187-205

48) Joyce, Marilyn, (1999). The role of ergonomics in industry. In: Karwowski, V. And Marras, W.S. (Eds.), *The Occupational Ergonomics Handbook*, CRC Press, Washington, DC, pp. 1631- 1640.

49) King, P.M., Fisher, J.C., and A. Garg, (1997). Evaluation of the impact of employee ergonomics training in industry. *Applied Ergonomics* 28 (4), 249-256.

50) NIOSH, (1997). Ergonomics: Effective Workplace Practices and Programs. *NIOSH*, Cincinnati, OH.

51) Robertson, M.M., (1994). Designing VDT Operator Training Programs for Preventing Work-Related Musculoskeletal Disorders. *Proceedings of the Human Factors and Ergonomics Society*, 38, 423-433.

52) Keyserling, W.M., Stetson, D.S., Silverstien, B.A., Brouwer, M.L., (1993). A checklist for evaluating ergonomics risk factors associated with upper extremity cumulative trauma disorders. *Ergonomics* 36, 807-831.

53) Cohen, A.L., Gjessing, C.C., Fine, L.J., Bernard, B.P., McGlothlin, J.D. (Eds.), (1997). Elements of Ergonomics Programs. *NIOSH*, Cincinnati, OH.

54) Koubek, R.J., Liang, S., (1999). Training issues in industrial ergonomics. In: Karwowski, V. and Marras, W.S. (Eds.), *The Occupational Ergonomics Handbook*, CRC Press, Washington, DC, pp. 1641-1657.

55) Bohr, P.C. (2002). Office ergonomics education: a comparison of traditional and participatory methods. *Work*: A Journal of Prevention, Assessment and Rehabilitation, 19, 185-191.

56) Marcoux BC, Krause V, Nieuwenhuijsen ER.(2000), Effectiveness of an educational intervention to increase knowledge and reduce use of risky behaviors associated with cumulative trauma in office workers., *Work*.,14(2):127-135

57) Wilkens PM.(2003), Preventing work-related musculoskeletal disorders in VDT users: a comprehensive health promotion program, *Work*.;20(3):171-8.

58) Robertson, M.M., & O'Neill, M.J. (2003). Reducing musculoskeletal discomfort: Effects of an office ergonomic workplace and training intervention. *International Journal of Occupational Safety and Ergonomics*, 9, 491 - 502

59) Harrington, S.S., & Walker B.L. (2004). The effects of ergonomics training on the knowledge, attitudes, and practices of teleworkers. *Journal of Safety Research*, 35,13-22.

60) Nieuwenhuijsen, E.R. (2004). Health behaviour change among office workers: An exploratory strudy to prevent repetitive strain injuries. *Work* a journal of assessment prevention and rehabilitation, 23, 215 - 224

61) Brisson, C, Montreuil, S., & Punnett, L. (1999). Effects of an ergonomic training program on workers with video display units. *Scandinavian Journal of Work and Environmental Health*, 25, 255 - 263.

62) Robertson, M.M., Amick, B.C., Hupert, N., Pellerin-Dionne, M., Cha, E., & Katz, J.N. (2002). Effects of a participatory ergonomics intervention computer workshop for university students: a pilot study to prevent disability in tomorrow's workers. *Work*: A Journal of Prevention, Assessment and Rehabilitation, 18, 305 - 14

63) Gordon, S.E.,(1994). Systematic Training Program Design: Maximizing Effectiveness and Minimizing Liability. *Prentice-Hall, Englewood Cliffs*, NJ.

64) Jacobs K.,(1999). *Ergonomics for Therapists*,2'nd Edition, ,4-7

65) Bogner MS, Human Error in Medicine, A Frontier for Change, Hillsdale, Lawrence Elbaum,(1994), Bogner MS, Medical Human Factors, In *Proceedings of the Human Factors and Ergonomics Society,40'th Annual Meeting*, Santa Monica, CA, Human Factors and Ergonomics Society,752-753

66) Sanders MJ,(1997). *Management of Cumulative Trauma Disorders*, Boston,Butter-worth-Heineman

67) Dalkılınç, M., Bumin, G., Kayıhan, H. (2002)." The Effects of Ergonomic Training and Preventive Physiotherapy in Musculo-Skeletal Pain", *The Pain Clinic*,14(1):75-79

68) E,Innes,(1997). Education and training programs for the prevention of work injuries:Do they work ?, *WORK*, 9, 221-232

69) Gary Woodill, (2004). A white paper, *Seven Trends in Corporate E-Learning*, Operitel Corporation, 3-4

70) Forlenza, Donald,(1995). Computer-based training: Advancing the quest for knowledge. *Professional Safety* 5, 28-29.

71) Schriver, R., Giles, S., (1999). Real ROI numbers. *Training and Development* 8,51-52.

72) Gantz, J.,(1997). Web-based training can help IT organizations. *Computer World* 31 (9), 37.

73) Kerka, S., (1996). Distance learning, the internet, and world wide web. ERIC Digest. ERIC Clearinghouse on Adult, *Career and Vocational Education*, Columbus, OH, pp.1-5.

74) Filipczak, B., (1996). Training on internets: The hope and the hype. *Training* 33 (5),24-32.

75) Brewer, S., Van Eerd, D., Amick, B.C., Irvin, E., Daum, K.M., Gerr, F., et al. (2006).Workplace interventions to prevent musculoskeletal and visual symptoms anddisorders among computer users: a systematic review. *Journal of Occupational Rehabilitation.*

76) Nathan, P, Efficacy of Office Ergonomics Training: An Evaluation and Comparison of Instructor and Web-based Training. (2004), *Texas A&M University*

77) Tannenbaum, S.I., Yukl, G., (1992). Training and development in work organizations. *Annual Review of Psychology* 43, 399-411.

78) Kirkpatrick, D.L., (1994). Evaluating Training Programs: The Four Levels. *Berrett-Koehler*, San Francisco, CA.

79) Salas, E., Burgess, K.A, Cannon-Bowers, J.A., (1995). Training effectiveness techniques. In: Weimer, J. (Ed), *Experimental Techniques in Human Engineering, Prentice-Hall, Englewood Cliffs*, pp. 439-475.

80) Cohen, A., Colligan, M.J. (Eds.), (1998). Assessing Occupational Safety and Health Training: A Literature Review. *NIOSH*, Cincinnati, OH.

81) Maclean, H., Gray, R., Narod, S., & Rosenbluth, A.(2004). Effective Knowledge Translation Strategies for Breast Cancer Information. *Canadian Institute for Health Research.*

82) Grimshaw, J.M., Shirran L., Thomas R.E., Mowatt G., Fraser C, & Bero L. (2001).Changing provider behaviour: An overview of systematic reviews of interventions.*Medical Care*, 39, 112 - 4

83) Lavis, J.N., Robertson, D., Woodside, J.M., McLeod C.B., & Abelson, J. (2003). How can research organizations more effectively transfer

research knowledge to decision makers? *The Milbank Quarterly*, 81,221- 248

84) Zalk, D.M. (2002). Grassroots Ergonomics: Initiating an ergonomics program utilizing participatory techniques. *Annals of Occupational Hygiene*, 45, 283 - 289

85) McAtamney and Corlett E.N (1993). RULA survey method fort he investigation of work related upper limb disorders. Applied Ergonomics.24(2).91-99

86) *ErgoSystems Consulting Group*, Inc. 19285 Shady Hills Road, Minneapolis, MN, USA

87) Katz JN, Stock SR, Evanoff BA, et al. Classification criteria and severity assessment in work-associated upper extremity disorders: methods matter. *Am J Ind Med* 2000;38(4):369-372.

88) Pascarelli EF, Hsu YP., Understanding work-related upper extremity disorders: clinical findings in 485 computer users, musicians, and others., *J Occup Rehabil*. 2001 Mar;11(1):1-21.

89) Balcı Ö., Gaziantep İl Merkezindeki Bankaların Büro ergonomisine uygunluk durumları ve banka çalışanlarının bazı sağlık yakınmaları, *Gaziantep Üniversitesi, Tıp Fakültesi, Halk Sağlığı Anabilim Dalı*, Kasım2007

90) Eltayeb SM, Staal JB, Hassan AA, Awad SS, de Bie RA., Complaints of the arm, neck and shoulder among computer office workers in Sudan: a prevalence study with validation of an Arabic risk factors questionnaire., *Environ Health*. 2008 Jun 27;7:33

91) Lorusso A, Bruno S, L'Abbate N., Musculoskeletal disorders among university student computer users, *Med Lav*. 2009 Jan-Feb;100(1):29-34

92) Klussmann A, Gebhardt H, Liebers F, Rieger MA. Musculoskeletal symptoms of the upper extremities and the neck: a cross-sectional study on prevalence and symptom-predicting factors at visual display terminal (VDT) workstations. *BMC Musculoskelet Disord*. 2008 Jun 27;9:96

93) Jensen C., Development of neck and hand-wrist symptoms in relation to duration of computer use at work. *Scand J Work Environ Health*. 2003 Jun; 29(3):197-205.

94) Tornqvist EW, Hagberg M, Hagman M, Risberg EH, Toomingas A.(2009), The influence of working conditions and individual factors on the incidence of neck and upper limb symptoms among professional computer users., *Int Arch Occup Environ Health*. 2009 May;82(6):689-702. Epub, Feb 10.

95) Holmström E, Engholm G.(2003).Musculoskeletal disorders in relation to age and occupation in Swedish construction workers., *Am J Ind Med*.Oct;44(4):377-84

96) IJmker S, Huysmans MA, Blatter BM, van der Beek AJ, van Mechelen W, Bongers PM. (2007). Should office workers spend fewer hours at their computer? A systematic review of the literature., *Occup Environ Med*. 2007 Apr;64(4):211-22. Epub 2006 Nov 9

97) Waersted M, Hanvold TN, Veiersted KB. (2010).Computer work and musculoskeletal disorders of the neck and upper extremity: a systematic review. *BMC Musculoskelet Disord*.Apr 29;11:79

98) R. Jeffrey Lewis, Maxwell Fogleman, Joseph Deeb, Eileen Crandall, Daniel Agopsowicz,(2001).Effectiveness of a VDT ergonomics training program, *International Journal of Industrial Ergonomics* 27 119 - 131

99) Aaras, A., Horgen, G., Bjorset, H.H., Ro, O., Walsoe, H., (2001). Musculoskeletal, visual and psychosocial stress in VDU operators before and after multidisciplinary ergonomic interventions. A 6 years prospective study—Part II. *Appl. Ergon*. 32 (6), 559–572.

100) Hagberg, M., Silverstein, B.A., Wells, R., Smith, M.J., Hendrick, H.W.,Carayon, P., Perusse, M., (1995). *Work-Related Musculoskeletal Disorders* (WMSDs): A Reference Book for Prevention

101) Taylor & Francis, London, Lewis, R.J., Fogleman, M., Deeb, J., Crandall, E., Agopsowicz, D.,(2002).Effectiveness of a VDT ergonomics training program. *Int. J. Ind.Ergon*. 27 (2), 119–131.

102) Rudakewych, M., Valent-Weitz, L., Hedge, A., (2001). Effects of an ergonomic intervention on musculoskeletal discomfort among office workers. In: *Proceedings of the 45th Human Factors and Ergonomics Society, vol. 1*, Santa Monica, CA, pp. 791–795

103) Robertson M, Amick BC 3rd, DeRango K, Rooney T, Bazzani L, Harrist R, Moore A. (2009).The effects of an office ergonomics training and chair intervention on worker knowledge, behavior and musculoskeletal risk., *Appl Ergon*. Jan;40(1):124-35. Epub 2008 Mar 11

104) Amick BC, Robertson MM, DeRango K, Bazzani L, Moore A, Rooney T, Harrist R. (2003). Effect of office ergonomics intervention on reducing musculoskeletal symptoms., *Spine* (Phila Pa 1976). Dec 15;28(24):2706-11.

105) Smeekens AE, Henten DM, Sittig JS, Russel IM, Ten Cate OT, Turner NM, van de Putte EM.(2011). Successful e-learning programme on the detection of child abuse in Emergency Departments: a randomised controlled trial. *Arch Dis Child*.Jan 12

106) Chou HK, Lin IC, Woung LC, Tsai MT. (2010) An Empirical Study on Outpatients' Health Education Needs and the Effectiveness of E-learning., *Health Promot Pract.*,Dec 29

107) De Fiore L.(2010). E-learning and the continuing professional development in medicine, *Recenti Prog Med.* ,Jun;101(6):251-2

108) Hadley J, Kulier R, Zamora J, Coppus SF, Weinbrenner S, Meyerrose B, Decsi T, Horvath AR, Nagy E, Emparanza JI, Arvanitis TN, Burls A, Cabello JB,Kaczor M, Zanrei G, Pierer K, Kunz R, Wilkie V, Wall D, Mol BW, Khan KS.(2010). Effectiveness of an e-learning course in evidence-based medicine for foundation (internship) training., *J R Soc Med.*, Jul;103(7):288-94. Epub, Jun 3

109) Ackermann O, Siemann H, Schwarting T, Ruchholtz S.(2010). *Effective skill training by means of E-learning in orthopaedic surgery*, Z Orthop Unfall.,May;148(3):348-52

110) Edwards P, Felix L, Harris J, Ferguson E, Free C, Landon J, Lock K, Michie S, Miners A, Murray E.,2010). Assessing the effectiveness and

cost effectiveness of adaptive e-Learning to improve dietary behaviour: protocol for a systematic review., *BMC Public Health.* , Apr 21;10:200

111) Hung SH, Hwang SL, Su MJ, Lue SH, Hsu CY, Chen HL, Chen HS.(2008). An evaluation of a weight-loss program incorporating E-learning for obese junior high school students., *Telemed J E Health.* Oct;14(8):783-92

112) Moore, J.S.,(1997). Office ergonomics programs: A case study of North American corporations. *Journal of Occupational and Environmental Medicine* 38 (12), 1203- 1210

113) Bidassie B, McGlothlin JD, Goh A, Feyen RG, Barany JW.(2010). Limited economic evaluation to assess the effectiveness of a university-wide office ergonomics program, *Appl Ergon.* May;41(3):417-27.

EKLER

EK A: Ön Bilgilendirme Formu

Değerli katılımcı,

Size ulaştırılan şifre ve kullanıcı adını kullanarak ofis çalışanları için hazırlanmış ve etkinliği denetlenen ergonomi eğitimine giriş yapacaksınız. Eğitime başlamadan önce aşağıdaki hususların tarafınızca bilinmesi gerekmektedir.

- Ofis ergonomisi eğitimi sizlere iş yerinde ergonomik riskleri tespit etme, vücudunuzu doğru kullanma ve oluşacak sorunları çözebilme becerisi kazandırmak amacıyla tasarlanmış internet tabanlı bir eğitim programıdır.

- Ofis ergonomisi eğitim programı ekranların değişimi ve soruların cevaplanmasında ekrandaki yönergeleri izleyerek katılım göstereceğiniz interaktif bir programdır.

- Ofis Ergonomisi Eğitimi süresince ibraz edeceğiniz ve şahsınıza ait özel bilgiler her ne surette olursa olsun sizin yazılı izniniz olmaksızın üçüncü şahıslarla paylaşılmayacaktır.

- Eğitim sırasında vermiş olduğunuz cevaplar eğitimin etkinliğini denetlemek amacıyla yapılacak sınamalarda istatistiksel veri olarak kullanılacaktır.

- Eğitim süresince dilediğiniz zaman ara verebilir ve daha sonra eğitimi tamamlamak üzere devam edebilirsiniz.

- Eğitimin tamamlanmasının ardından 45 gün sonra, eğitim süresince size sorulan sorular, belirtmiş olduğunuz e-mail adresine tekrar gönderilecektir.

- Eğitim süresince aklınıza gelen herhangi bir soru yada eğitimin takibi sırasında yaşanan teknik bir sorunu bildirmek için aşağıdaki adresleri kullanabilirsiniz.

Web Tabanlı Ofis Ergonomisi Eğitim Programı Bilimsel Araştırma ve İçerik Sorumlusu:
Murat Dalkılınç
e-mail:........

Web Tabanlı Ofis Ergonomisi Eğitim Programı Teknik Sorumlusu:
Taner Günal
e-mail: ....

EK B: Demografik veri ve bilgi düzeyi değerlendirme anketi.

Yaşınız: [ ]

Cinsiyetiniz: ○ Kadın ○ Erkek

Çalışma hayatınızda ne kadar zamandır bilgisayar kullanıyorsunuz: [ ] sene

Günlük bilgisayar kullanım süreniz: ○ 4 saatten az

○ 4 saat ve üzeri

Bilgisayar kullanımı ile ilişkili olduğunu düşündüğünüz sağlığınızla ilgili bir şikayetiniz var mı?

○ Şikayetim yok

○ Şikayetim var

Şikayete neden olan belirtilerden sizi en çok rahatsız edeni nasıl tanımlarsınız ?

○ Ağrı

○ Acı

○ Yanma

○ Uyuşukluk

○ Karıncalanma

○ Gerginlik

○ Sertlik

○ Kramp

Sizi en çok rahatsız eden problem, vücudunuzun hangi bölüm veya bölümlerinde görülmektedir diyagramdan işaretleyiniz.

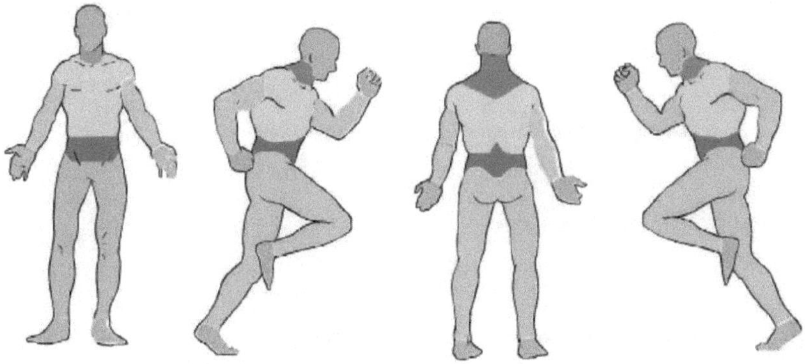

Bu şikayetin görülme sıklığı nedir ?

◯ Hergün

◯ Haftada bir yada daha fazla

◯ Ayda bir yada daha fazla

◯ Yılda bir yada daha fazla

Bu şikayet nedeniyle geçen 6 ay içinde çalışamama durumu söz konusu oldu mu ?

◯ Evet

◯ Hayır

Bilgisayarla çalışmanın yarattığı ergonomik riskleri biliyor musunuz?

A) Evet

B) Hayır

Yerçekiminin vücudumuz üzerindeki olumsuz etkilerini biliyor musunuz?

A) Evet

B) Hayır

Sandalyenizin ideal ayarları konusunda bilginiz var mı ?

A) Evet

B) Hayır

Monitör yerleşimi ve pozisyonu ile ilgili ideal ayarlar konusunda bilginiz var mı ?

A) Evet

B) Hayır

Klavye ve mouse kullanımı ile ilgli hatalar konusunda bilginiz var mı ?

A) Evet

B) Hayır

Ofiste çalışırken su içmenin önemi konusunda bilginiz var mı?

A) Evet

B) Hayır

Lap top kullanımında ideal pozisyonun nasıl olacağı konusunda bilginiz var mı ?

A) Evet

B) Hayır

Ofis mobilyası seçimindeki önemli kriterlerle ilgili bilginiz var mı ?

A) Evet

B) Hayır

Konforlu çalışmanızı sağlayacak aksesuarlar konusunda bilginiz var mı?

A) Evet

B) Hayır

Ofiste yapabileceğiniz egzersizleri biliyor musunuz ?

A) Evet

B) Hayır

EK C:RULA Değerlendirme Formunun e-öğrenme programına adapte edilmiş versiyonu

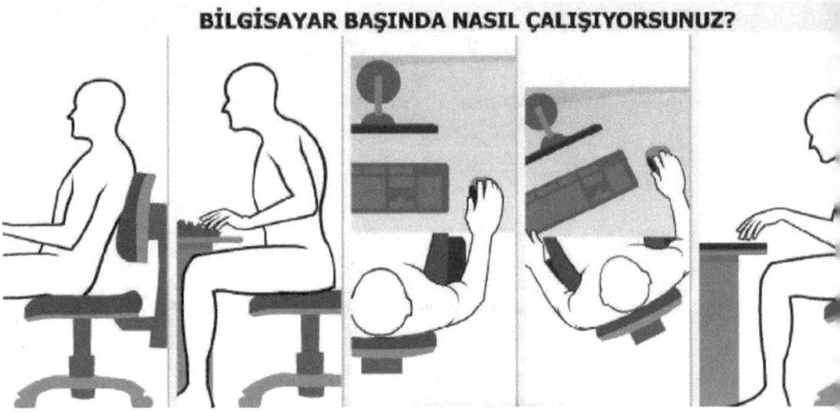

Boynunuz nasıl duruyor ?

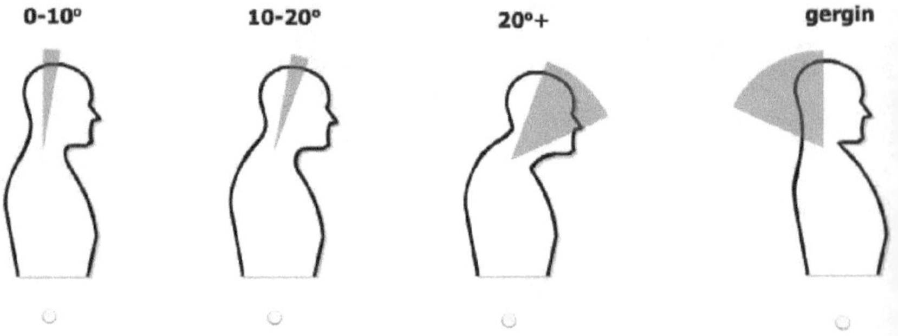

Boynunuz nasıl duruyor ?

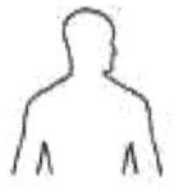

☐ BOYUNUMU SAĞA SOLA ÇEVİRMEK DURUMUNDA KALIYORUM

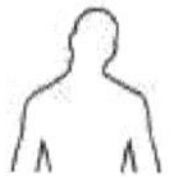

☐ BOYUNUMU SAĞA SOLA EĞMEK DURUMUNDA KALIYORUM

Gövdeniz nasıl duruyor ?

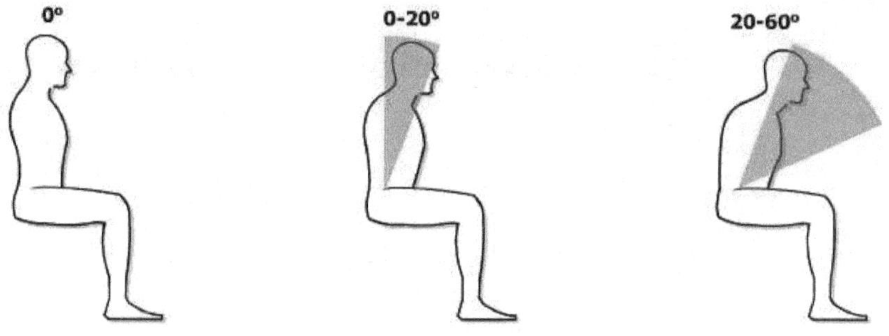

Gövdeniz nasıl duruyor ?

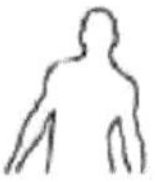

☐ GÖVDEMİ SAĞA SOLA ÇEVİRMEK DURUMUNDA KALIYORUM

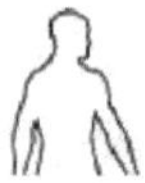

☐ GÖVDEMİ SAĞA SOLA EĞMEK DURUMUNDA KALIYORUM

Ayaklarınız nasıl duruyor ?

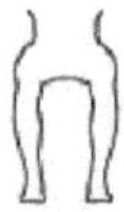

○ AYAKLARIMA DENGELİ VE EŞİT YÜK VEREBİLİYORUM

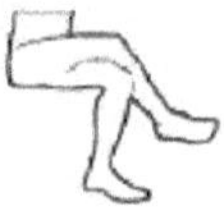

○ AYAKLARIMA DENGELİ VE EŞİT YÜK VEREMİYORUM

Omzunuzun pozisyonu nedir?

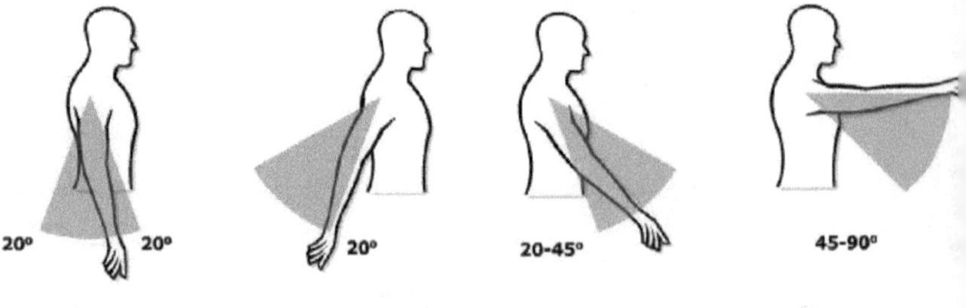

Omzunuzun pozisyonu nedir?

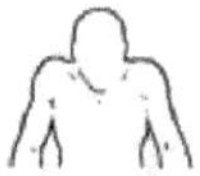

OMUZLARIMI KALDIRMAK DURUMUNDA KALIYORUM

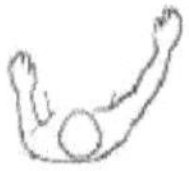

KOLUMU YANA DOĞRU AÇMAK ZORUNDA KALIYORUM

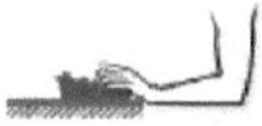

KOLUMU YADA ELİNİ BİR YERE YASLIYORUM

Ön kolunuz nasıl duruyor?

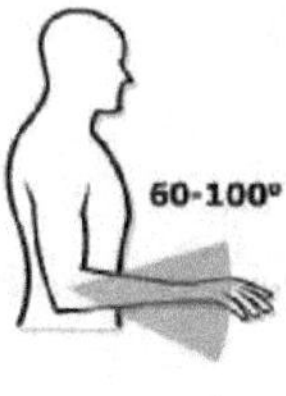

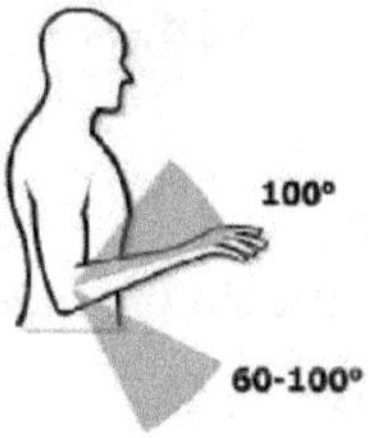

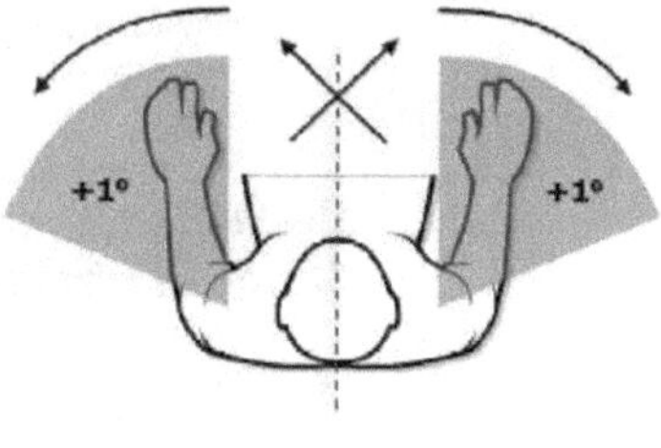

Bileğiniz nasıl duruyor?

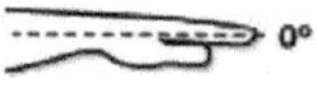

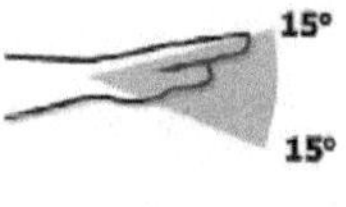

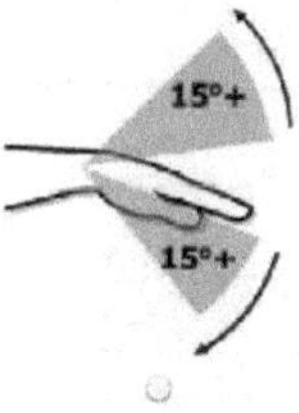

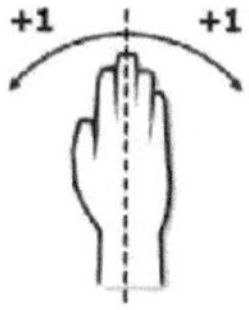

EK D: Çalışma Yeri Etkileşimi Ölçümünün e-öğrenme formatına uygun versiyonu

ÇALIŞMA ORTAMININ ERGONOMİK UYUMLULUĞUNU TEST EDİN

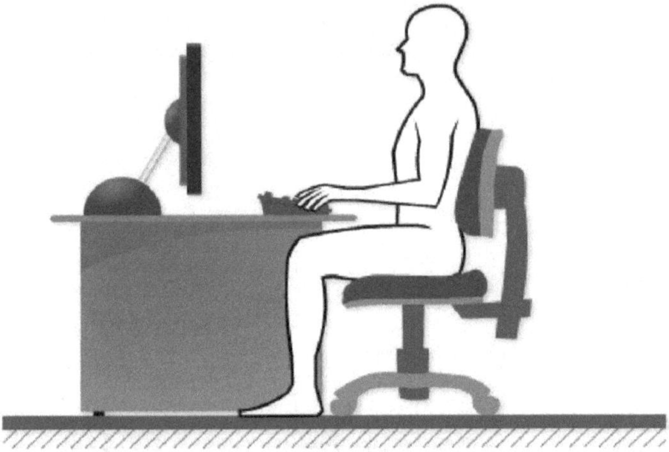

1.ADIM

Ekran ile gözünüz arasındaki mesafe ve ekran yüksekliği ne kadar?

1. Ekran en az bir kol mesafesi uzaklıkta mı?

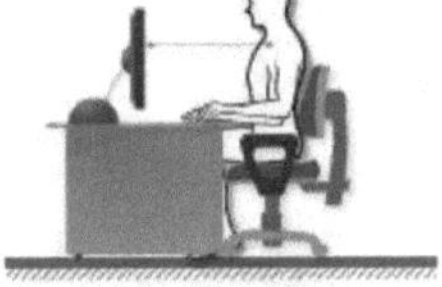

◯ Evet

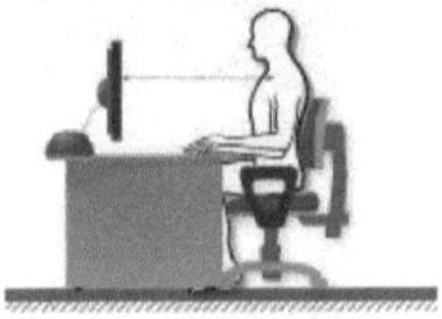

◯ Hayır

2.Ekranın üst kenarı gözünüzle aynı hizada mı?

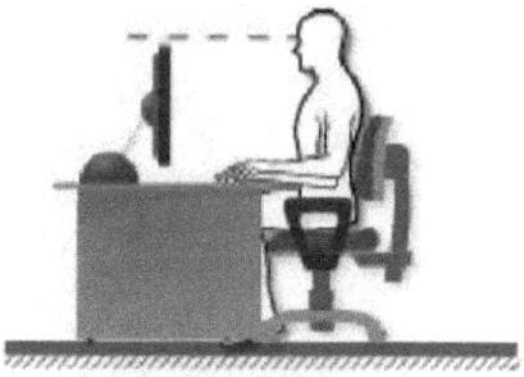

◯ Evet

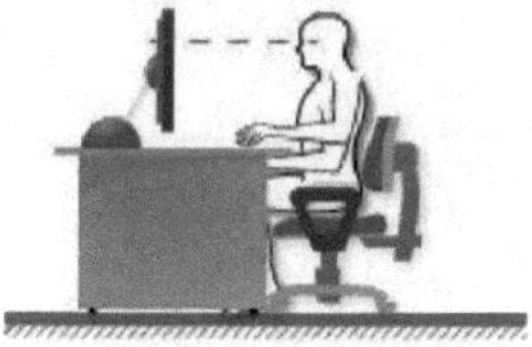

◯ Hayır

2.ADIM
Mouse ve klavye ile etkileşiminiz

3.Mouse kullanırken bileğiniz düz duruyor mu?

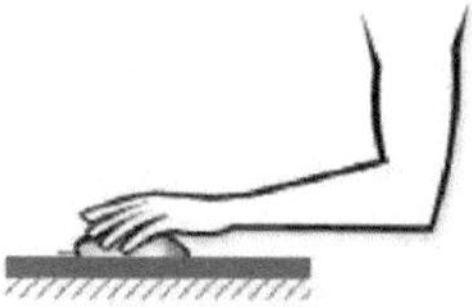

◯ Evet

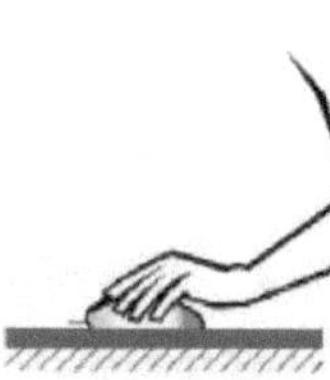

◯ Hayır

4. Klavye kullanırken bileğiniz düz duruyor mu?

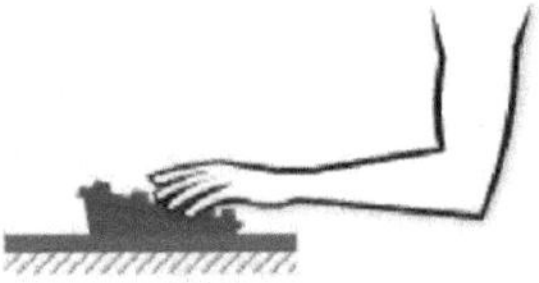

◯ Evet

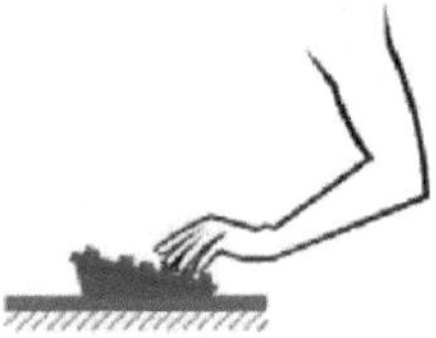

◯ Hayır

3.ADIM
Oturma biçiminiz

5.Çalışırken sırtınızı destekliyor musunuz?

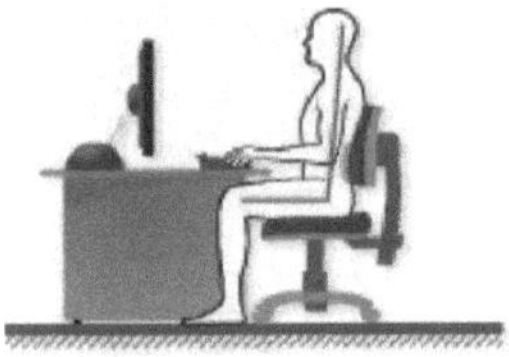

◯ Evet

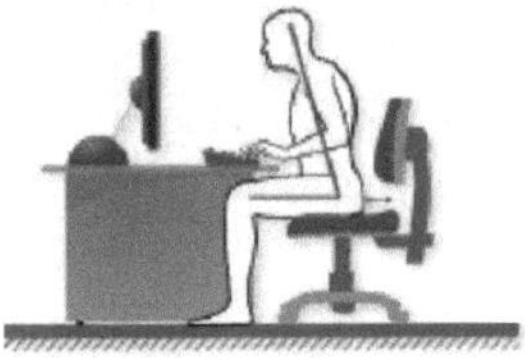

◯ Hayır

6. Oturma yüzeyinde dengeli ve düzgün oturuyor musunuz?

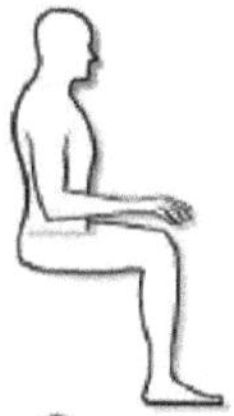

◯ Evet

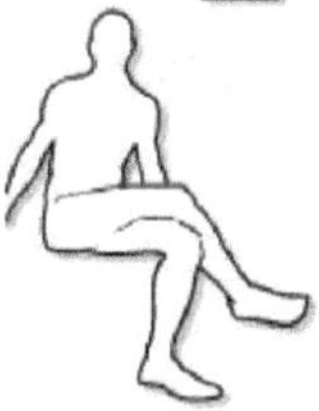

◯ Hayır

4.ADIM
Masa ve zemine etkileşiminiz

7. Masanızın altında yeterince boşluk mevcut mu?

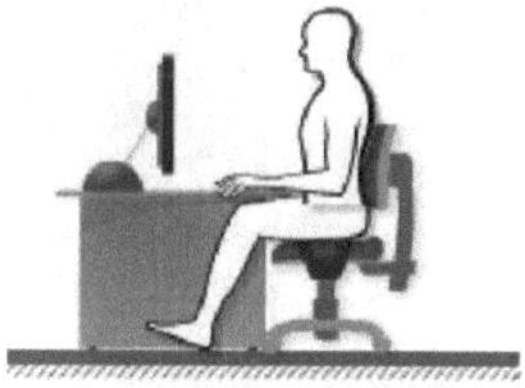

◯ Evet

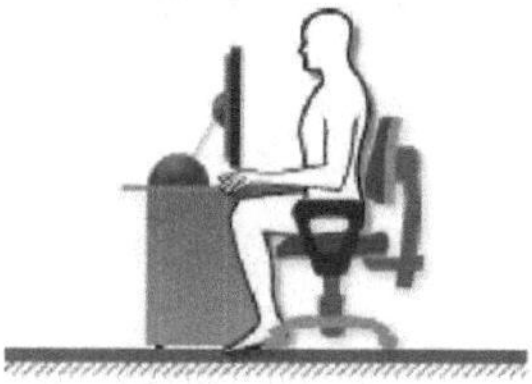

◯ Hayır

8. Ayaklarınız yere tam temas ediyor mu?

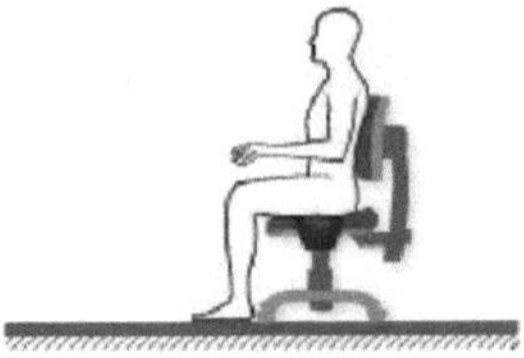

○ Evet

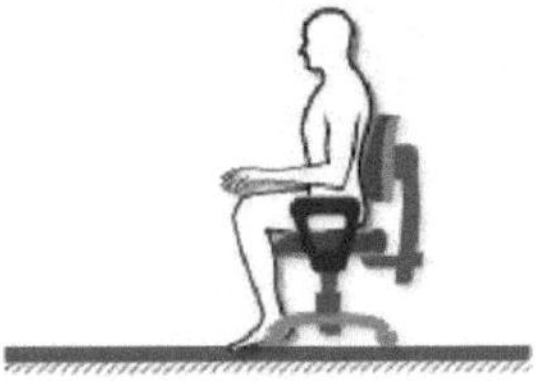

○ Hayır

5.ADIM
Masanın üst yüzeyi ile etkileşiminiz

9. Sandalyeniz klavyeniz ve ekran aynı hizada mı?

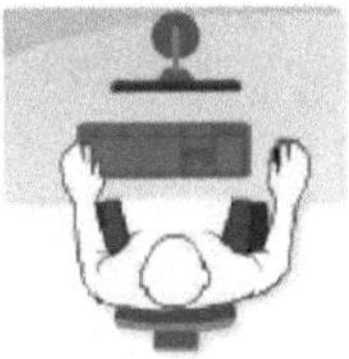

○ Evet

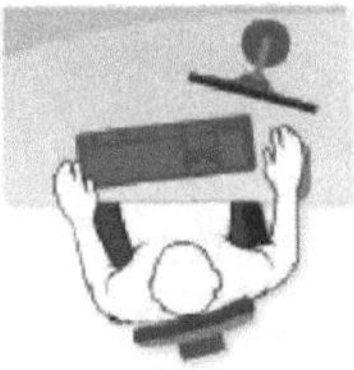

○ Hayır

10. Masa üzerinde en sık kullandığınız araçlar yakınızda mı?

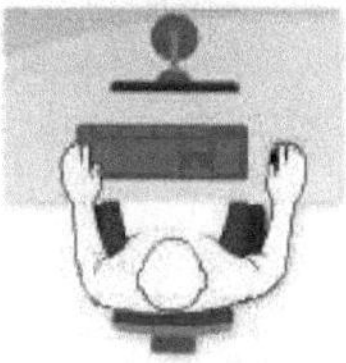

◯ Evet

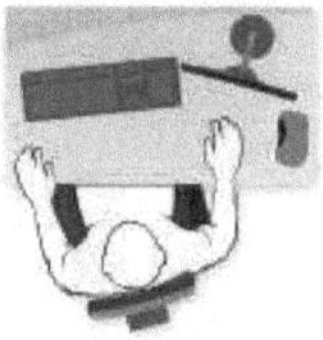

◯ Hayır

MIX

Papier | Fördert gute Waldnutzung

FSC® C083411

Kolibri 360 GmbH
Ferdinand-Jühlke-Straße 7
99095 Erfurt, Deutschland
produktsicherheit@kolibri360.de

Druck:
CPI Druckdienstleistungen GmbH
im Auftrag der
Kolibri 360 GmbH
Ferdinand-Jühlke-Str. 7
99095 Erfurt